AF625843

Carl-Auer

Roland Kachler

Nachholende Trauerarbeit

Hypnosystemische Beratung und Psychotherapie bei frühen Verlusten

2018

Mitglieder des wissenschaftlichen Beirats des Carl-Auer Verlags:

Prof. Dr. Rolf Arnold (Kaiserslautern)
Prof. Dr. Dirk Baecker (Witten/Herdecke)
Prof. Dr. Ulrich Clement (Heidelberg)
Prof. Dr. Jörg Fengler (Köln)
Dr. Barbara Heitger (Wien)
Prof. Dr. Johannes Herwig-Lempp (Merseburg)
Prof. Dr. Bruno Hildenbrand (Jena)
Prof. Dr. Karl L. Holtz (Heidelberg)
Prof. Dr. Heiko Kleve (Witten/Herdecke)
Dr. Roswita Königswieser (Wien)
Prof. Dr. Jürgen Kriz (Osnabrück)
Prof. Dr. Friedebert Kröger (Heidelberg)
Tom Levold (Köln)
Dr. Kurt Ludewig (Münster)
Dr. Burkhard Peter (München)
Prof. Dr. Bernhard Pörksen (Tübingen)
Prof. Dr. Kersten Reich (Köln)
Prof. Dr. Wolf Ritscher (Esslingen)
Dr. Wilhelm Rotthaus (Bergheim bei Köln)
Prof. Dr. Arist von Schlippe (Witten/Herdecke)
Dr. Gunther Schmidt (Heidelberg)
Prof. Dr. Siegfried J. Schmidt (Münster)
Jakob R. Schneider (München)
Prof. Dr. Fritz B. Simon (Berlin)
Dr. Therese Steiner (Embrach)
Prof. Dr. Dr. Helm Stierlin (Heidelberg)
Karsten Trebesch (Berlin)
Bernhard Trenkle (Rottweil)
Prof. Dr. Sigrid Tschöpe-Scheffler (Köln)
Prof. Dr. Reinhard Voß (Koblenz)
Dr. Gunthard Weber (Wiesloch)
Prof. Dr. Rudolf Wimmer (Wien)
Prof. Dr. Michael Wirsching (Freiburg)

Themenreihe »Hypnose und Hypnotherapie«
hrsg. von Bernhard Trenkle
Reihengestaltung: Uwe Göbel
Satz: Drißner-Design u. DTP, Meßstetten
Printed in Germany
Druck und Bindung: CPI books GmbH, Leck

MIX
Papier aus verantwortungsvollen Quellen
FSC® C083411

Erste Auflage, 2018
ISBN 978-3-8497-0239-7 (Printausgabe)
ISBN 978-3-8497-8141-5 (ePUB)
ISBN 978-3-8497-8142-2 (PDF)
© 2018 Carl-Auer-Systeme Verlag
und Verlagsbuchhandlung GmbH, Heidelberg
Alle Rechte vorbehalten

Bibliografische Information der Deutschen Nationalbibliothek:
Die Deutsche Nationalbibliothek verzeichnet diese Publikation in der Deutschen Nationalbibliografie; detaillierte bibliografische Daten sind im Internet über http://dnb.d-nb.de abrufbar.

Informationen zu unserem gesamten Programm, unseren Autoren und zum Verlag finden Sie unter: **www.carl-auer.de**.

Wenn Sie Interesse an unseren monatlichen Nachrichten haben, abonnieren Sie den Newsletter unter http://www.carl-auer.de/newsletter.

Carl-Auer Verlag GmbH
Vangerowstraße 14 • 69115 Heidelberg
Tel. +49 6221 6438-0 • Fax +49 6221 6438-22
info@carl-auer.de

Inhalt

Vorwort

> *»Weggerissen wurde der Vater mir, als ich vier Monate alt war. […]*
> *Diese heillose Wunde blieb lebenslänglich offen,*
> *denn ich kann diesem frühen Tod nicht entfliehen.«*
> Wolf Biermann (2016, S. 7)

Als Wolf Biermann, der Ikarus des Ostens, Liedermacher und Sänger, vier Monate alt war, wurde sein Vater von den Nationalsozialisten verhaftet. Der Junge konnte seinen inhaftierten Vater einige Male mit seiner Mutter in der Haft besuchen. Als Biermann sechs Jahr alt wurde, erlebte er unmittelbar mit, wie seiner Mutter bei der Gestapo in Bremen die Nachricht vom Tod seines Vaters überbracht wurde. Er war in Auschwitz ermordet worden.

Der frühe Verlust seines Vaters Dagobert Biermann prägte den Liedermacher Wolf Biermann sein ganzes Leben. Vieles aus seiner bewegend geschilderten Autobiografie, aber auch viele seiner Liedtexte lassen sich aus dem frühen Verlust seines Vaters verstehen. Wolf Biermann ist es wohl gelungen, die traumatisierende Verlusterfahrung in seinem dichterischen Schaffen und politischen Engagement zu transformieren und zu integrieren.

Viele andere Betroffene aber leiden nicht nur das ganze Leben an solch einer Erfahrung, sondern erleben früher oder später massive Einschränkungen in ihrer Lebensqualität oder entwickeln ausgeprägte Symptome wie Depressionen oder Angsterkrankungen.

Erst allmählich wird deutlich, dass frühe Verluste in der Kindheit oder Jugendzeit massive Auswirkungen in sich tragen. Nicht nur Traumata wie körperliche oder sexuelle Gewalt, sondern frühe Verluste zum Beispiel eines Eltern- oder Geschwisterteils müssen in ihrer traumatisierenden Qualität in Beratungen und Psychotherapien aufgegriffen und bearbeitet werden.

Ich möchte in diesem Buch dieses oft übersehene oder nur randständig behandelte Thema ins Zentrum stellen und für die Beratung und Psychotherapie einen wirksamen und hilfreichen Ansatz und eine konkrete therapeutische Methode zur Verfügung stellen.

Zunächst werde ich in den hypnosystemischen Trauer- und Beziehungsansatz, den ich nach dem Tod unseres Sohnes Simon 2002 in den letzten Jahren entwickelt habe (Kachler 2017), einführen. In der Verbindung von systemischen Ansätzen und Hypnotherapie stellt er die Grundlage der nachholenden Trauerarbeit dar. Entsprechend diesem Ansatz darf es eine weiter gehende innere Beziehung zum Verstorbenen geben. Ich unterstütze in der Trauer- und Beziehungsbegleitung die Trauernden darin, eine innere Beziehung zum Verstorbenen zu finden und zu gestalten. Deshalb spreche ich in Folgendem immer von Trauer- und Beziehungsarbeit.

Da wir in der nachholenden Trauer- und Beziehungsarbeit mit dem Ego-State des Kindes in der damaligen Verlustsituation und dem Ego-State des Verstorbenen arbeiten, werden in einem nächsten Schritt die verschiedenen Ego-State-Ansätze integriert und nutzbar gemacht. Dann wird der Beratungs- und Therapieprozess bei der Bearbeitung von frühen Verlusten über die Beelterungs-, Realisierungs- und Beziehungsarbeit entfaltet. Schließlich wird mit dem Kind-Ego-State an seiner nachholenden Entwicklung gearbeitet, sodass sich die heute beklagte Thematik oder die explizite Symptomatik lösen kann.

Ich möchte Sie, liebe Leserin und lieber Leser, als Betroffene oder als Beraterinnen und Therapeutinnen, als Berater und Therapeuten in ein bisher weitgehend unerschlossenes Feld der biografischen Arbeit führen. In dieser oft traurigen und tragischen Landschaft eines frühen Verlustes gibt es aber auch Wege, die in die Fülle des Lebens hineinführen. Dieses Buch soll Ihnen zum Wegbegleiter aus schweren Erfahrungen in der Kindheit und Jugendzeit ins glückende und in ein immer wieder glückliches Leben heute werden.

Roland Kachler
Remseck, im Januar 2018

1 Die Grundlagen der nachholenden Trauer- und Beziehungsarbeit – Der hypnosystemische Traueransatz

Nachholende Trauerarbeit bezieht sich auf zurückliegende Verluste, die meist in der Kindheit und Jugendzeit erfolgten. Sie sind häufig Hintergrund einer aktuellen Thematik, unter der der Klient[1] leidet. Häufig werden in Beratungen und Therapien frühe Verluste aktualisiert und müssen nun so bearbeitet und transformiert werden, dass sie zur Lösung der aktuellen Symptomatik beitragen. Die nachholende Trauerarbeit unterscheidet sich in den wesentlichen Prozessen zunächst nicht von einer Trauerarbeit nach einem aktuellen Verlust. Deshalb werde ich zuerst meinen neu entwickelten hypnosystemischen Traueransatz vorstellen, um dann ab Kapitel 2 in die spezifischen Prozesse und Methoden der nachholenden Trauer- und Beziehungsarbeit hineinzugehen.

Da nach meinem – hypnosystemischen Verständnis – Trauerarbeit immer auch Arbeit in der Beziehung zwischen Trauerndem und Verstorbenen darstellt, spreche ich im Folgenden von Trauer- und (!) Beziehungsarbeit sowohl für die Trauerbegleitung in einer akuten Verlustsituation also auch für die nachholende Trauerbegleitung.

Die klassischen Traueransätze, die vom psychoanalytischen Denken herkommen, betonen das Abschiednehmen vom Verstorbenen und das Loslassen des Verstorbenen. Demgegenüber habe ich nach dem Tod unseres 16-jährigen Sohnes im Jahr 2002 einen neuen Traueransatz entwickelt, bei dem eine innere Beziehung zum Verstorbenen bleiben und weiterhin gelebt werden darf. Dieser beziehungsorientierte Traueransatz greift hypnotherapeutische und systemische Ansätze auf und integriert sie zu einem hypnosystemischen Traueransatz, bei dem die Trauerarbeit immer eine Trauer- und (!) Beziehungsarbeit darstellt. Ich stelle diesen Ansatz im Rahmen dieses Buches über nachholende Trauerarbeit knapp in einer Übersicht so weit dar, dass Sie dann mit dem hypnosystemische Trauer- und Beziehungsansatz

1 Im vorliegenden Buch werden weibliche und männliche Formen gleichermaßen gebraucht, damit beide Geschlechter gleichwertig bezeichnet werden. Beim Begriff »Verstorbener« wurde aus Gründen der Vereinfachung nur die männliche Form verwandt. Selbstverständlich ist hier gleichwertig auch das weibliche Geschlecht gemeint.

in nachholenden Trauer- und Beziehungsprozessen arbeiten können. Ausführliches finden Sie in meinem Buch *Hypnosystemische Trauerbegleitung. Ein Leitfaden für die Praxis* (2017) und in meinen weiteren Veröffentlichungen.

1.1 Hypnosystemischer Ansatz als beziehungsorientierter Traueransatz

Überwindung des psychoanalytisch fundierten Trauerverständnisses – Trauern ist mehr als Loslassen

Trauernde haben bei einem schweren Verlust größte Schwierigkeiten mit dem gängigen Ansatz des »Loslassens«. Sie wehren sich gegen diese so häufig wie unbedacht geäußerte Empfehlung. Das hier vorgestellte Modell des Trauerns und der inneren Beziehung zum Verstorbenen nimmt den Widerstand der Trauernden gegen das »Loslassen« ernst und hilft dem Hinterbliebenen, mit (!) dem Verstorbenen und nicht ohne ihn zu leben. Nicht das Loslassen steht bei diesem Ansatz im Zentrum, sondern die Bindung zum Verstorbenen. Auch wenn der Tod das Leben des Verstorbenen beendet, die Gefühle der Beziehung der Hinterbliebenen zum Verstorbenen beendet er nicht.

Nach dem Tod eines nahen Angehörigen muss sich die bisherige Beziehung in eine internale Beziehung zum Verstorbenen transformieren. In der Liebe des Hinterbliebenen darf diese Beziehung weitergehen. Wie die Untersuchungen von Klass et al. (1996) und Bednarz (2003, 2005) zeigen, leben viele Hinterbliebene mit dem Verstorbenen als innerem Gegenüber eine andere, nämlich innere Beziehung weiter.

Fallbeispiel: Ich will dich nicht ein zweites Mal verlieren

Eine 70-jährige Frau verliert ganz plötzlich ihren erwachsenen Sohn. Immer wieder wird ihr geraten, ihren Sohn loszulassen. Im Trauergespräch mit mir lehnt sie dieses Ansinnen empört ab und erklärt: »Ich will doch meinen Sohn nicht ein zweites Mal verlieren.«

Sigmund Freud hat wie kein anderer das vorherrschende wissenschaftliche Verständnis der Trauer geprägt. Von seiner Trieb- und Libidotheorie her begründet, sollen in der Trauer die libidinösen Bindungen an das Beziehungsobjekt gelöst werden. In dem Aufsatz *Trauer und Melancholie* schreibt Freud (1917, S. 430):

> »Worin besteht nun die Arbeit, welche die Trauer leistet? […] Die Realitätsprüfung hat gezeigt, dass das geliebte Objekt nicht mehr besteht, und erlässt nun die Aufforderung, alle Libido aus ihren Verknüpfungen mit diesem Objekt abzuziehen. […] Tatsächlich wird aber das Ich nach Vollendung der Trauerarbeit wieder frei und ungehemmt.«

Hier wird zum ersten Mal die Trauer als psychische Arbeit verstanden, was später dann im bekannten Begriff »Trauerarbeit« gefasst wird. Das Ablösen der Libido bedarf einer psychischen Anstrengung und Arbeit, die vom Trauernden mit dem Ziel einer emotionalen Loslösung gegenüber dem Verstorbenen zu leisten ist.

Bowlby (1983) und Parkes (1972) haben die Bindungstheorie zum Verständnis der Trauerprozesse herangezogen und ein erstes Phasenmodell entwickelt. Dieses Modell wurde dann von Kast (1977) weiter ausformuliert, mit den bekannten Phasen des Nicht-wahrhaben-Wollens, der aufbrechenden Emotionen, des Suchens und Sichtrennens und des neuen Selbst- und Weltbezugs.

In diesem Phasenmodell wird Trauernden teils explizit, teils implizit zu einem »Loslassen« und zu einem Abschließen des Trauerprozesses geraten. Dies widerspricht dem tiefen Wunsch von Trauernden, bei schweren Verlusten ihren geliebten Menschen auf Dauer im Inneren zu bewahren und eine innere Beziehung zu ihm weiterzuleben.

Exkurs:

Was wird als schwerer Verlust erlebt?

Jeder Verlust durch den Tod eines geliebten Menschen wird subjektiv sehr unterschiedlich erlebt und individuell sehr unterschiedlich verarbeitet. Das hängt von vielen Faktoren ab, zum Beispiel von der Länge und Intensität der bisherigen Beziehung zum Verstorbenen, von der Todesart, von der Persönlichkeit der Trauernden und ihren bisherigen Verlusterfahrungen.

Bei allen individuellen Unterschieden kann man davon ausgehen, dass folgende Verluste und Verlustsituationen in der Regel als sehr massiv und schwer erlebt werden:

- unerwarteter, plötzlicher Verlust zur Unzeit
- traumatische Umstände beim Tode des geliebten Menschen, insbesondere entstellende Unfälle, Tod durch Gewalt, meist auch Tod bei Großschadensereignissen; oft auch traumatisierende Umstän-

de beim Auffinden des Verstorbenen oder bei Überbringung der Todesnachricht
- Verlust eines Menschen, für dessen Tod die Hinterbliebenen mitverantwortlich sind oder an dessen Tod sie sich mitschuldig fühlen
- mehrere, oft nahe beieinanderliegende schwere Verluste im Laufe einer Biografie
- uneindeutige Verluste, bei denen der Leichnam des Verstorbenen zerstört wurde oder nicht gefunden werden kann
- Verlust durch einen Suizid des Angehörigen
- Verlust eines Menschen, mit dem die Trauernden in intensiver emotionaler Beziehung lebten; hier auch ambivalente, ausbeutende oder missbrauchende Beziehungen des Verstorbenen zum Hinterbliebenen
- Verlust eines Kindes jedweden Alters
- Verlust eines Geschwisters, besonders im Kindes- und Jugendlichenalter der zurückbleibenden Geschwister
- Verlust eines Elternteils oder beider Eltern, manchmal auch ein wichtiger Großelternteil im Kindes- und Jugendlichenalter.

Es sei hier noch einmal betont, dass jeder und jede Trauernde letztlich selbst entscheidet, ob und als wie schwer ein Verlust erlebt wird. Dies muss in der Trauer- und Beziehungsbegleitung in jedem Falle anerkannt und als Ausdruck der besonderen Beziehung zum Verstorbenen gewürdigt werden.

1.2 Der hypnosystemische Trauer- und Beziehungsansatz – Eine neue innere Beziehung finden

Schon Bowlby (1983, S. 183) wies ausdrücklich darauf hin, dass die Verbindung zum Verstorbenen weiterbestehen kann und dass sie ein integraler Bestandteil gesunder Trauer ist. Dies wurde in der Trauerforschung und insbesondere in der deutschen Trauerliteratur nicht rezipiert und weiterverfolgt.

Die bahnbrechende Arbeit mit dem programmatischen Titel *Continuing bonds* von der Arbeitsgruppe um Dennis Klass (Klass et al. 1996) hat empirisch gezeigt, dass viele Hinterbliebene in einer inneren, weitergehenden Beziehung zum Verstorbenen bleiben. Für ihre sozialwissenschaftlichen Studie *Den Tod überleben. Deuten und Handeln im Hinblick auf das Sterben eines anderen* (Bednarz 2003; vgl. auch Bednarz 2005) hat Anja Bednarz Trauernde danach befragt, wie sie einen Verlust verarbeiten. Dabei zeigte sich – unabhängig von den

Forschungen von Klass –, dass die Verstorbenen ein internaler und weiterhin bedeutsamer Teil in der Person der Hinterbliebenen bleiben.

Ich habe diese Arbeiten aufgegriffen und mit der Hypnotherapie, den systemischen Ansätze und dem hypnosystemischen Ansatz zusammengeführt, sodass sich ein grundlegend neues Verständnis einer schweren Verlusterfahrung ergibt.

Die moderne Hypnotherapie arbeitet mit unbewussten und unwillkürlichen Prozessen, die sie in der Trance für Veränderungs- und Entwicklungsprozesse aktiviert und nutzt. Die Hypnotherapie setzt hier vorwiegend imaginative Methoden ein, die unwillkürliche Körperprozesse und unbewusste Prozesse in bildhafte, symbolische Repräsentationen transformiert und auf der imaginativen Ebene Veränderungsprozesses anregt. In einer Verlustsituation gibt es vielfältige unwillkürliche Körperprozesse des Verlustschmerzes und der Trauer, die in der Trauerbegleitung in Bilder gefasst und auf dieser Ebene bearbeitet werden. Genauso wichtig aber sind auch die internalen, körperlich spürbaren Beziehungsgefühle im Hinblick auf den Verstorbenen, die nun in Trance zu einer inneren, sicheren, symbolischen Beziehung ausgestaltet werden.

Die systemischen Ansätze beschreiben die komplexen Beziehungsprozesse zum Beispiel in einem Familiensystem. Das zentrale Beziehungssystem nach einem schweren Verlust stellt die Beziehung der Trauernden zum Verstorbenen dar gemäß der systemischen Grundregel, dass man sich gegenüber dem Verstorbenen nicht *nicht* verhalten kann. Die Trauernden müssen eine eigene, für sie stimmige Beziehung zum Verstorbenen finden. Insofern unterscheidet sich diese internale symbolische Beziehung zum Verstorbenen nicht von anderen Beziehungen, und deshalb können zu ihrem Verständnis alle systemischen Erkenntnisse und Methoden genutzt werden.

Der hypnosystemische Ansatz integriert nun hypnotherapeutisches und systemisches Denken (Schmidt 2004, 2005). So können Interaktionen in einem Familiensystem auch verstanden werden als gegenseitige Einladungen in eine Trance und in ein weitgehend unbewusstes Erleben, sodass sich zum Beispiel ein streitendes Ehepaar nicht nur in einer gemeinsamen Kommunikation, sondern zugleich in einer gemeinsamen, freilich problemfokussierten Trance befindet.

Auch Trauernde befinden sich in einer intensiven Beziehungstrance hinsichtlich des Verstorbenen, der nun als inneres Gegenüber, also sogenannter Ego-State, zu einem internalen Beziehungspartner wird. So konstituiert sich ein internales, über die Trance zugängliches Beziehungssystem, in dem der Trauernde mit dem Ego-State internal kommuniziert und zugleich über dieses Beziehungssystem in einer Metaposition reflektieren kann.

Das Neue dieses hypnosystemischen Traueransatzes, der, wie gesagt, immer ein Trauer- und (!) Beziehungsansatz sein muss, liegt darin, dass nicht mehr nur an der Schmerz-und Trauerreaktion, sondern zentral auch an der Bindungsebene und damit an einer nun erlaubten inneren Beziehung zwischen dem Trauernden und dem Verstorbenen gearbeitet werden kann und muss.

1.3 Das Metamodell des hypnosystemischen Trauer- und Beziehungsansatzes – Das Fließen der Trauer und der Liebe

Ich möchte nun den hier vorgestellten Trauer- und Beziehungsansatz in einer Metalandkarte darstellen. Bei schweren Verlusten zeigen sich zunächst die aus der Traumapsychologie bekannten dissoziativen Phänomene. Nach einem schweren Verlust stellt sich für Trauernde die existenzielle Frage, ob und, wenn ja, wie sie ohne den geliebten Angehörigen weiterleben wollen. Daraus erwächst für sie zunächst die Aufgabe, sich für das Überleben im ersten Trauerjahr zu entscheiden und dafür Tag für Tag am Überleben zu arbeiten. In dieser ersten Phase ist deshalb in der Trauerbegleitung intensive Stabilisierungsarbeit angesagt.

Trotz des dissoziativen Schutzes zeigt sich einerseits die schmerzliche Realität, dass der Verstorbene abwesend ist, andererseits erleben Trauernde eine intensive Nähe zum Verstorbenen.

Hier beginnt die schmerzliche Realisierung der Abwesenheit des Verstorbenen und in den Näheerfahrungen eine entstehende innere Beziehung. Dieser Trauer- und Beziehungsprozess bewegt sich nun wie zwischen zwei Ufern eines Flusses. Das eine Ufer stellt die schmerzliche Begrenzung der Realität durch den Tod dar, das andere Ufer die weitergehende Liebe zum Verstorbenen. Wenn dieser Prozess im Fließen bleibt, dann bewegt sich der Trauernde hin zu einem Leben, in dem es wieder Glück geben darf.

Ein Trauer- und Beziehungsprozess fließt also zwischen der Realisierung der äußeren Abwesenheit auf der einen Seite und der inneren Anwesenheit im Sinne einer inneren Beziehung auf der anderen Seite hin zu einem Leben nach dem Verlust, in dem wieder Momente des Glücks zu erleben sind.

Den Trauernden sind also nach der Entscheidung zum Weiterleben ohne den nahen Angehörigen nun zunächst zwei wesentliche Aufgaben gestellt, die sie einerseits bewusst angehen sollten, andererseits unwillkürlich geschehen lassen können.

Einerseits Realisierung der äußeren Abwesenheit des geliebten Menschen: Die äußere Realität des Todes und der äußeren Abwesenheit zwingt die Hinterbliebenen über die Erfahrung des Verlustschmerzes und der Trauer, diese Realität allmählich zu realisieren und sie als endgültig zu akzeptieren. Die Trauernden müssen über den Schmerz lernen, dass der Verstorbene auf seine Weise zum Beispiel durch Unfall oder Erkrankung verstorben ist, dass er tot ist, dass er in der äußeren Realität abwesend ist und dass er nicht mehr kommen wird.

Andererseits Reetablierung und das Gestalten einer inneren Beziehung zum nahen Menschen: Die Erfahrung der inneren Anwesenheit der Verstorbenen ist die emotionale Grundlage für eine weitergehende innere Beziehung, in der der Verstorbene als internaler Ego-State ein Teil der Identität der Hinterbliebenen wird und bleiben kann. Ziel ist es, dass diese internale Beziehung zum Ego-State des Verstorbenen eine sichere und zugleich freie Beziehung wird.

Ich nenne diese beiden zentralen Aufgaben im Folgenden *Realisierungsarbeit* und *Beziehungsarbeit* im Rahmen eines Trauer- und Beziehungsprozesses nach einem schweren Verlust. Gelingen die beiden Aufgaben, ist dies die beste Voraussetzung dafür, dass das Leben nach einem Verlust wieder lebenswert wird und es dabei auch wieder Glück geben darf. Dies stellt eine weitere Aufgabe nach einem Verlust dar: nämlich sich aktiv und bewusst das Leben wieder zu nehmen.

Trauerbegleitung nach einem Verlust unterstützt die Prozesse auf der Seite der Realisierung und auf der Seite der inneren Beziehung. Die Grundidee ist dabei, die Trauer und die Liebe ins Fließen zu bringen und im Fluss zu halten. Nur ein fließender Trauer- und Liebesprozess führt hin zu einem Leben nach dem Verlust, in dem es auch wieder Glück geben darf. Die Trauerbegleitung unterstützt das Schwingen des Prozesses zwischen den beiden Ufern der Trauer und der Liebe.

An diesem Flussmodell des Trauerns und des Liebens wird dann auch verständlich, dass es in diesem Fließen zu Stillständen oder Einseitigkeiten kommen kann. Das zeigen die folgenden drei Fälle.

Fallbeispiel: Die in der Dissoziation erstarrte Mutter

Eine 55-jährige Mutter kommt zur Trauerbegleitung, weil sie ihre verstorbene 23-jährige Tochter nicht spüren kann. Sie kommt eineinhalb Jahre nach dem Tod ihrer Tochter ganz in Schwarz gekleidet und wirkt in ihrem ganzen Habitus wie eingefroren. Es zeigt sich rasch, dass die Mutter noch weitgehend in der Erstarrung des Schocks nach dem plötzlichen Unfalltod ihrer Tochter steckt und dass deshalb weder die Trauer noch die Liebe fließen kann. Ich arbeite mit ihr daran, die dissoziativen Phänomene als Schutz zu verstehen und sich langsam und behutsam auf die Realität des Todes ihrer Tochter einzulassen. Mit dem Zulassen der Trauer werden auch die Liebesgefühle für ihre Tochter erstmals spürbar, sodass wir dann am Finden und Gestalten der inneren Beziehung arbeiten können. Später arbeiten wir daran, dass diese Mutter auch wieder ein Leben finden kann, zu dem die innere Beziehung bleibend gehören darf und in dem es wieder Augenblicke des Glücks geben darf.

Hier zeigt sich, dass der Stillstand eine eminente Schutzfunktion hat, die wie bei allen Stillständen zunächst gewürdigt werden muss. In der Stabilisierungsarbeit können Trauernde unter Anleitung lernen, sich nun selbst im Einlassen auf den Schmerz vor dem befürchteten Überflutetwerden zu schützen. Wird die Trauer auf der einen Seite spürbar, kann auch die Liebe auf der anderen Seite ins Spürbarwerden kommen. Hier zeigt sich deutlich, dass beide Seiten eng miteinander verschränkt sind und dass die Trauer- und Beziehungsarbeit sich als Pendelprozess zwischen diesen beiden Seiten bewegt. Aufgabe der Trauerbegleitung ist es, Trauernde in diesem Prozess zu unterstützen, damit ein Stillstand wieder ins Fließen beziehungsweise damit der Trauer- und Beziehungsprozess gar nicht erst in Stocken kommt.

Fallbeispiel: Der auf seinen Sohn wütende Vater

Der Vater kommt etwa ein halbes Jahr nach dem Suizid seines 19-jährigen Sohnes. Im Auto vor dem Bahnhof hatte der Vater dem Sohn vor dessen Abfahrt das Versprechen abgenommen, sich nach einer längeren depressiven Phase nicht zu suizidieren. Vier Tage später kommt von der Polizei die Nachricht, dass sich der Sohn an seinem Studienort vor die Bahn geworfen hat. Der Vater erlebt kaum Trauer, sondern zunächst eine intensive Wut gegenüber seinem Sohn darüber, dass der sein gegebenes Versprechen gebrochen hatte.

Auch an diesem Fallbeispiel wird deutlich, dass im Trauer- und Beziehungsprozess ein Stillstand droht. In seiner Wut kann der Vater weder seine Trauer fließen lassen noch seine Liebe zu seinem Sohn ungehindert erleben. Die Wut, die einen zentralen Aspekt der Beziehung zum Sohn darstellt, blockiert also sowohl den Trauer- als auch den Liebesfluss. Zugleich schützt die intensive Wut den Vater vor der harten Realisierung dessen, was mit seinem Sohn und ihm als Vater geschehen ist. Die Arbeit besteht darin, in der Beziehung zum Sohn diese massive Beziehungsstörung zu klären und die Wut zu lösen, damit die Beziehung nahe und ungestört sein darf und auch die Trauer zugelassen werden kann. Hier ist also die Beziehungsarbeit in der inneren Beziehung zwischen Vater und verstorbenem Sohn eine Konflikt- und Klärungsarbeit.

Fallbeispiel: Die Eltern, die sich das Tanzen verbieten

Die 15-jährige Tochter war an einer längeren Krebserkrankung gestorben. Ich hatte die Eltern entsprechend dem hier vorgestellten Trauer- und Beziehungsansatz so begleitet, dass beide die Realität des Todes ihrer Tochter akzeptieren und eine liebevolle innere Beziehung zur ihr leben konnten. Nach der etwa einjährigen Trauer- und Beziehungsbegleitung stand das Paar drei Jahre nach dem Tod der Tochter vor der Frage, ob es wieder zum Tanzen gehen könne. Beide hatten vor der Erkrankung und dem Tod ihrer Tochter sehr gerne getanzt, aber das Tanzen in der Trauerzeit gänzlich aufgegeben. Sie verboten sich das Tanzen mit dem Gedanken: »Wie können wir uns wieder am Tanzen erfreuen, wenn unsere Tochter so krank war, sterben musste und so etwas Schönes wie das Tanzen nie mehr erleben darf?«

Hier geht es darum, dass die Eltern lernen, das Leben, in dem es auch wieder Freude geben darf, anzunehmen. Wir arbeiteten hier so, dass sie in einer inneren Begegnung mit ihrer Tochter nicht nur die Erlaubnis, sondern die direkte Aufforderung ihrer Tochter, wieder zum Tanzen zu gehen, erlebten.

Wie aus den drei Fallbeispielen ersichtlich wird, besteht hypnosystemische Trauer- und Beziehungsarbeit darin, den Flussprozess zwischen Trauern und Lieben zu ermöglichen, ihn im Fließen zu halten und eventuelle Stillstände über eine transformatorische Arbeit wieder in Fluss zu bringen. Hypnosystemische Trauerbegleitung dient damit auch der Verhinderung von destruktiven Trauer- und Beziehungsprozessen und ist als Prophylaxe bei schweren Verlusten außerordentlich hilfreich.

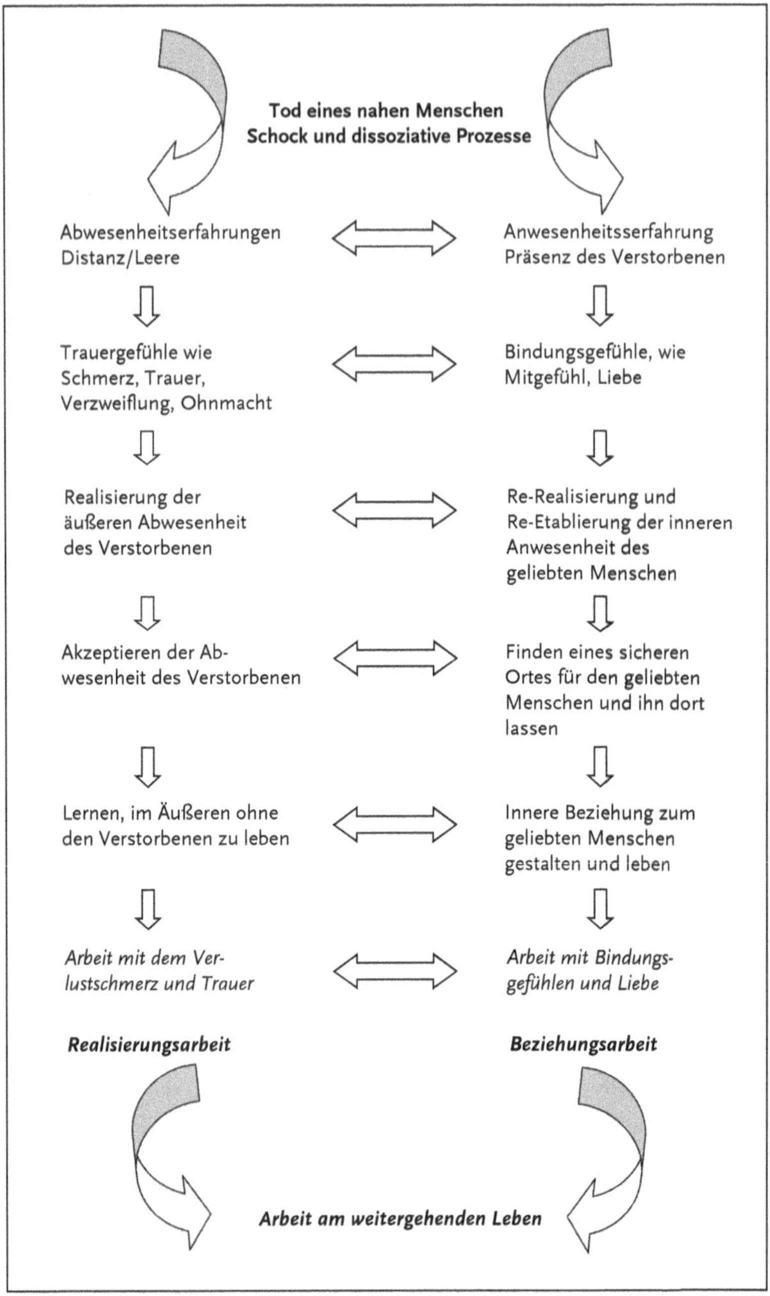

Abb. 1: Metalandkarte des Trauer- und Beziehungsprozesses

Wenn ein Stillstand im Flussprozess besteht, dann entwickelt sich ein komplizierter Trauer- und Beziehungsverlauf, der sich zum Beispiel in einem depressiven oder somatischen Symptom zeigt. In der nachholenden Trauerarbeit stoßen wir in der Regel auf stillstehende Trauer- und Beziehungsprozesse, die das Kind oder der Jugendliche von damals bis heute in verschiedenen Ego-States in sich trägt und die dann aktuell eine Symptomatik bewirken.

Die Metalandkarte in Abbildung 1, die das Flussmodell des Trauerns und Liebens hin zu einem wieder glücklichen Leben nach einem Verlust zeigt, dient in der Trauer- und Beziehungsbegleitung als Orientierungshilfe. Man kann rasch sehen und verstehen, wo die Klienten in ihrem Prozess stehen und eventuell auch in einem Stillstand feststecken. Hieraus ergibt sich dann immer auch der nächste Schritt, zu dem die Klienten in der Trauerbegleitung aktiv eingeladen werden. Jede Trauer- und Beziehungsbegleitung braucht deshalb auch Prozessziele, die ich im nächsten Abschnitt als »Einladungshorizonte« beschreibe.

1.4 Die Vertragsarbeit in der Trauerbegleitung – Vier Einladungshorizonte

Viele Trauerbegleitungen scheitern daran, dass mit den Trauernden keine Absprachen über die Ziele einer Trauerbegleitung getroffen werden. Häufig dreht sich dann die Trauerbegleitung im Kreis, oder sie wird abgebrochen, weil sich unbewusst bei den Trauerbegleitern dann doch das »Loslassen« als implizites Ziel einschleicht und dies bei den Trauernden Widerstand auslöst.

Beim Gespräch mit Trauernden über mögliche Zielhorizonte einer gemeinsamen Zusammenarbeit muss unbedingt gewürdigt werden, dass die Ziele durch den Verlust des geliebten Menschen erzwungen sind. Trauernde müssen zunächst in ihrer Sehnsucht, dass der Verstorbene wieder zurückkehren solle, empathisch abgeholt werden.

Dann lassen sich vier Zielhorizonte mit den Trauernden vereinbaren:

In der akuten Verlustsituation geht es bei schweren Verlusten zunächst um das *Überleben und Weiterleben.* Das Vertragsangebot lautet beispielsweise:

- »Ich möchte Sie in der schweren Anfangszeit nach dem Tod Ihres Kindes unterstützen, Tag für Tag das Leben in kleinsten Schritten zu bewältigen.«

Als zweiter Einladungshorizont wird den Trauernden angeboten, *mit der Trauer und dem Verlust leben zu lernen,* also die bleibende Abwesenheit des Verstorbenen zu realisieren und die Trauer allmählich abfließen zu lassen. Das entspricht der oben genannten Realisierungsarbeit. Sie wird beispielsweise wie folgt als Einladungshorizont angeboten:

- »Ich biete Ihnen an, an Ihrem Leben mit der schmerzlichen Abwesenheit Ihres verstorbenen Mannes und am Zulassen der Trauer zu arbeiten, sodass Ihr Schmerz und Ihre Trauer allmählich sich wandeln und dann auch gehen können.«

Als dritter Einladungshorizont wird dem Trauernden angeboten, *eine innere Beziehung zum Verstorbenen zu finden* und sie entsprechend den eigenen Vorstellungen zu gestalten und zu leben. Dabei wird betont, dass sich der Trauernde eigentlich eine Realbeziehung zum Verstorbenen wünscht, der gegenüber eine »nur« innere, imaginative Beziehung nicht der eigentlichen Sehnsucht entspricht. Oft umfasst diese Beziehungsarbeit auch die Klärungsarbeit an einer Störung in der Beziehung zum Verstorbenen. In dem Fallbeispiel »Der auf den Sohn wütende Vater« lautet das Vertragsangebot wie folgt:

- »Wir werden zunächst an Ihrer Wut auf Ihren Sohn arbeiten, sodass zwischen Ihnen eine gute und nahe innere Beziehung entstehen kann. Sind Sie mit diesem ersten Ziel einverstanden?«

Schließlich wird – als vierter Einladungshorizont – angeboten, das *Leben nach dem Verlust* wieder zu einem *eigenen, gelingenden Leben werden zu lassen.* Dabei wird betont, dass das Leben nach dem Tod des geliebten Menschen ein anderes Leben bleiben wird, zu dem die bleibende Abwesenheit des Verstorbenen und die innere Beziehung zum verstorbenen Menschen als integraler Bestandteil gehören. In der akuten Verlustsituation wird dieses vierte Vertragsziel als zurzeit noch nicht vorstellbar in Aussicht gestellt. So lautet das Angebot dieses Einladungshorizontes zum Beispiel:

- »Auch wenn das noch zu früh ist, möchte ich dennoch andeuten, dass ich später mit Ihnen gerne daran arbeiten möchte, wie das Leben nach dem Tod Ihres Sohnes für Sie auch wieder schön werden kann. Dies ist im Moment sicher kaum vorstellbar, dennoch möchte ich Ihnen dieses Ziel zumindest in Aussicht stellen.«

Diese Vereinbarungen mit Trauernden werden nicht als exakt definierte Ziele, sondern als Einladungshorizonte verstanden, in die hinein die Trauernden auf ihrem Trauer- und Beziehungsweg eingeladen werden. Dabei bleibt es in der Verantwortung der Trauernden, ob und wie weit sie sich zu den genannten Zielhorizonten begleiten lassen wollen. Die genaue Formulierung der genannten Einladungshorizonte ergibt sich jeweils aus der konkreten Verlust- und Beziehungssituation und wird, daraus abgeleitet, von der Beraterin den Trauernden aktiv angeboten und zur Prüfung vorgelegt. Die Beraterin braucht für die Arbeit an den vier Einladungshorizonten immer auch eine nonverbal kongruente Zustimmung von der Klientin.

1.5 Stabilisierungsarbeit und Transformation der Dissoziation – Einladung zum Wahrnehmen und Weiterleben

Bei von den Betroffenen als schwer erlebten Verlusten gibt es wie bei anderen Traumatisierungen massive dissoziative Prozesse. Sie wurden von der bisherigen Trauerpsychologie in ihrer Bedeutung für den Trauerprozess unterschätzt. Mit den Erkenntnissen der Traumapsychologie wird deutlich, dass die bei schweren Verlusten stattfindenden Dissoziationen eine wesentliche Rolle spielen:

- *Derealisation:* Trauernde erleben den Verlust nicht als real. Sie fühlen sich wie in einem falschen Film, der unwirklich erscheint.
- *Depersonalisation:* Trauernde erleben sich als neben sich stehend und haben keinen Kontakt zu sich. Trauernde erfahren sich als von sich abgespalten.
- *Betäubung:* Die Trauernden sind wie betäubt und gefühllos in einem dumpfen Zustand. Zeitweise empfinden sie auch keinen Verlustschmerz.
- *Modus des Funktionierens:* Trauernde funktionieren automatisiert in ihren eingeschliffenen Verhaltensmustern und erledigen vielfältige Aufgaben nach dem Tod des Angehörigen.

Diese und andere dissoziativen Phänomene sind als neurobiologische Schutzmechanismen zu verstehen. Sie werden den Klienten gegenüber als solche gewürdigt und erklärt. Erst wenn die Stabilisierungsarbeit die Klienten darin unterstützt, sich zunehmend mit der Realität des Verlustes auseinanderzusetzen, kann sich die Dissoziation über das Zulassen von Schmerz und Trauer einerseits, von Liebe und Nähe andererseits allmählich lösen.

Deshalb ist ähnlich wie in der Traumatherapie auch in der Trauerbegleitung die Stabilisierungsarbeit eine wichtige Phase:

- *Stabilisierende Haltung der Berater oder Therapeuten:* In der Trauerbegleitung muss eine stabilisierende, strukturierende und unterstützende Haltung vonseiten der Trauerbegleiter gewährleistet sein.
- *Stabilisierung des psychosozialen Umfeldes:* Es muss mit den Betroffenen geklärt werden, wer im Umfeld die Trauernden im Alltag stützend begleiten kann.
- *Stabile Rituale:* Trauernde werden angeleitet, zunächst wieder Alltagsrituale wie den täglichen Einkauf aufzunehmen. Hilfreich sind auch Rituale, durch die wie beim Grabbesuch etwas für die Beziehung zum Verstorbenen getan werden kann.
- *Sicherer Trauer- und Beziehungsort:* Mit den Trauernden wird besprochen, wie sie sich zu Hause einen geschützten Trauer- und Beziehungsort wie beispielsweise in einem großen Sessel einrichten können. Dabei ist wichtig, dass an diesem Ort auch das innere Gespräch mit dem Verstorbenen und seiner Präsenz möglich ist, zum Beispiel durch das Entzünden einer Kerze für ihn. So stellt der sichere Trauerort immer auch einen Beziehungsort im Blick auf den Verstorbenen dar.

Die Stabilisierungsarbeit ist auch deshalb nötig, weil bei schweren Verlusten neben der Dissoziation zwei weitere Prozesse eine wichtige Rolle spielen:

- *Wunsch des Nachsterbens:* Dieser Wunsch ist bei schweren Verlusten ganz normal und wird als Ausdruck der Sehnsucht nach dem Verstorbenen gewürdigt.
- *Frage des Weiterlebens:* Häufig erscheint nach einem schweren Verlust das Leben als sinnlos, sodass das Weiterleben infrage

gestellt wird. Die zunächst erlebte Sinnlosigkeit des Lebens ohne den Verstorbenen wird gewürdigt als Ausdruck seiner bisherigen Bedeutung und Wichtigkeit.

In der Regel lösen sich der Wunsch des Nachsterbens und die Frage des Weiterlebens durch die Stabilisierungsarbeit allmählich, wenn zugleich mit den Trauernden daran gearbeitet wird, wie sie hier in diesem Leben etwas für den Verstorbenen, zum Beispiel ihn in Erinnerung zu halten, tun können. Auch das Wahrnehmen wichtiger Bindungen zu anderen Angehörigen hilft Trauernden, das Leben in kleinen Schritten fortzusetzen und so allmählich ins Leben zurückzufinden. Die Stabilisierungsarbeit wird so zu einer Einladung an die Trauernden, das Leben bewusst weiterzuleben und weiterzuführen.

1.6 Die schmerzliche Realisierungsarbeit – Einladung, mit der Abwesenheit des Verstorbenen leben zu lernen

Fallbeispiel: Meine Tochter ist wirklich tot

Eine 21-jährige junge Frau wird von einem schweren Lkw überfahren. Das Gesicht bleibt unversehrt, der Brustkorb und der Bauchbereich dagegen werden massiv verletzt.

Die Mutter der Verunglückten ist Krankenschwester. Sie besteht gegen den gut gemeinten Rat von fast allen Außenstehenden darauf, den Leichnam ihrer Tochter zu waschen und für die Bestattung anzuziehen. Ihr Mann ist nach einem ersten Zögern bereit, sie dabei zu begleiten. Beide fühlen sich dabei ihrer Tochter sehr nahe, zugleich realisieren sie, dass ihre Tochter tatsächlich verstorben ist. Die Mutter sagt: »Ich musste mit eigenen Augen sehen, dass dieser Körper nicht mehr leben konnte.«

An diesem Beispiel wird sehr deutlich, dass die *Realisierungsarbeit* eine zentrale Traueraufgabe in der Trauerarbeit ist, die der Verlust den Trauernden aufzwingt.

Die Realisierungsarbeit beginnt mit der Konfrontation mit dem Sterben und mit dem Tod des Angehörigen, mit dem Gang zum Sarg und zu dem aufgebahrten Verstorbenen, geht weiter mit der Bestattung und schließlich mit der dauerhaft täglich erlebten Abwesenheit des Verstorbenen im Alltag. Die behutsame und immer wieder neue notwendige Konfrontation mit der Realität der äußeren Abwesenheit des Verstorbenen ist Zentrum der Realisierungsarbeit. Die daraus resultierenden Gefühle des Schmerzes, der Trauer, der Ohnmacht und der Verzweiflung müssen in der Trauerbegleitung von den Beratern oder Therapeuten erlaubt, erklärt und gut gehalten werden.

> *Beachte!*
>
> *Die Schmerz- und Trauergefühle als evolutionsbiologisch fundierte Körperreaktionen erzwingen und ermöglichen die Realisierung der Abwesenheit des Verstorbenen über den Körper. Deshalb ist die Arbeit mit dem Körper und den Körperempfindungen die zentrale Prozessebene der Trauerarbeit als Realisierungsarbeit.*

In der körperbezogenen Arbeit mit den Schmerz- und Trauergefühlen werden Trauernde behutsam eingeladen, die Gefühle des Verlustschmerzes und die Trauergefühle …:

- … wahrzunehmen und im Körper zu spüren
- … sich zu erlauben und als angemessen zu würdigen
- … im eigenen Körper aufzuspüren und als Körperreaktion zu akzeptieren
- … einem Körperort zuzuordnen
- … dort am Körperort achtsam wahrzunehmen und differenziert kennenzulernen
- … als schmerzenden Ausdruck der Liebe zu verstehen und sie zu akzeptieren
- … zu begrenzen und zu containen
- … schließlich zum Fließen und damit zum Abfließen zu bringen.

Über die Realisierung der Schmerz- und Trauergefühle werden allmählich die äußere Realität des Todes des Angehörigen und seine bleibende Abwesenheit als eigene Realität wahrgenommen. In der Arbeit mit Verlustschmerz und Trauer spielen drei zentrale Prozesse eine Rolle:

- *Gestaltung von Schmerz und Trauer:* Nur gestaltete Trauer schützt vor Überflutung und transformiert den Schmerz und die Trauer in ein zwar immer auch belastendes, letztlich aber hilfreiches

Gegenüber, zu dem die Trauernden – hypnosystemisch verstanden – eine Beziehung finden müssen. Trauernde werden darin unterstützt, für ihren Schmerz und ihre Trauer ein Bild bzw. Symbol zu finden, es mit einem Rahmen zu versehen und diesem gerahmten Bild der Trauer einen Ort außerhalb des Körpers zu geben. Eine andere Möglichkeit ist es, dass Trauernde eine personale Gestalt als Figur für ihre Trauer wählen und mit ihr arbeiten. Natürlich können Trauernde ihre Trauergefühle auch über das Malen oder Tonen gestalten und ihnen damit eine Form geben.

- *Transformation von Schmerz und Trauer durch Handeln:* Insbesondere Männer drücken ihre Trauergefühle weniger durch Weinen als durch aktives Tun aus. Auch diese Form des Trauerns muss anerkannt und gewürdigt werden. So spüren die handlungsorientierten Trauernden ihre Trauer zum Beispiel beim Joggen oder Wandern und lassen sie sich dabei aus dem Körper »hinausarbeiten«.
- *Fließenlassen von Schmerz und Trauer:* Um den gesamten Trauer- und Beziehungsprozess ins Fließen zu bringen oder im Fluss zu halten, werden Trauernde darin angeleitet, in ihrem Schmerz und in ihrer Trauer mit offenem Mund zu atmen und die Trauer aufsteigen zu lassen. So kann die Trauer im Ausatmen abfließen oder – was sehr häufig geschieht – zugleich auch in den Tränen wegfließen.

Beachte!

Auch Trauergefühle haben eine Beziehungsdimension, da sie sich auf den Verstorbenen beziehen. Sie werden in der Trauer- und Beziehungsbegleitung als schmerzende Seite der verwundeten Liebe reframt.

Über die körperorientierte Arbeit mit Schmerz und Trauer geschieht einerseits unwillkürlich die erzwungene und nötige Realisierungsarbeit, und zugleich machen die Trauernden andererseits die Körpererfahrung, dass ihr Schmerz und ihre Trauer abfließen und damit sich auch allmählich verabschieden können.

Wir kommen nun zur Beziehungsarbeit, die aber im Prozess der Trauer- und Beziehungsbegleitung immer eng mit der eben beschriebenen Realisierungsarbeit verschränkt ist; beide sind miteinander in einem schwingenden Flussprozess verbunden.

1.7 Die kreative Beziehungsarbeit – Einladung zur sicheren und freien Beziehung zum Verstorbenen

Fallbeispiel: Die Nähe der verstorbenen Tochter

Ein Vater, dessen 28-jährige Tochter vor sechs Wochen verstorben ist, berichtet, dass die Präsenz seiner Tochter das ganze Haus erfüllt. Er sagt: »Sie ist überall. Ich höre sie, ich treffe sie in jedem Winkel des Hauses an. Das ist irgendwie gut, aber ich merke auch, dass sie nicht da ist, und das tut sehr weh. Ich suche dann ihre Nähe und rieche an ihren Kleidern oder bin ihr in ihrem früheren Kinderzimmer nahe.«

In diesem Fallbeispiel erlebt der Vater wie fast alle Trauernden eine intensive Nähe zu seiner Tochter einerseits, und zugleich sucht er andererseits aktiv nach Erfahrungen der Verbundenheit mit ihr. Genau hier beginnt nun die kreative Beziehungsarbeit nach einem schweren Verlust, in der der Trauernde eine innere, imaginative Beziehung zu seiner Tochter sucht. Trauernde werden nun in der Trauer- und Beziehungsarbeit aktiv dazu eingeladen, eine innere, zunehmend sichere und freie Beziehung zum nahen Menschen unter der Bedingung seiner bleibenden äußeren Abwesenheit entstehen zu lassen.

Exkurs:

Der Trauerprozess als Reaktion und Reorganisation des Bindungssystems

Nach Bowlby ist das Bindungssystem ein biologisch angelegtes Set von Verhaltensweisen, das dem Säugling das Überleben in der frühesten Kindheit ermöglicht (im Überblick: Brisch 2009). So sucht das Neugeborene nach körperlicher Nähe, nach emotionaler Sicherheit und existenziellem Schutz, was wiederum bei den Fürsorgepersonen emotionale Resonanz und Fürsorgeverhalten stimuliert. Über die Interaktionen in dieser dyadischen und systemisch angelegten Bindungskonstellation bilden sich im Säugling Repräsentanzen der Fürsorgepersonen, der Bindungserfahrungen und des eigenen Selbst aus (ebd., S. 37 f.); Bowlby nennt sie »innere Arbeitsmodelle« (»inner working models«). Auch in späteren nahen Beziehungen von Erwachsenen ist das Bindungssystem auf der Basis früherer Bindungserfahrungen aktiv.

Entfernt sich eine Fürsorgeperson des Säuglings oder Kleinkindes, insbesondere in der Zeit vor der Ausbildung der Objektkonstanz, antwortet das Bindungssystem mit Trennungsangst und Suchverhalten. Bleibt die Bindungsperson wie im Falle eines Verlustes dauerhaft abwesend, reagiert das Bindungssystem mit Verlustschmerz, Ohnmachtsgefühlen und Trauer in der Phase des Protests und der Verzweiflung (Bowlby 1983, S. 124 ff.). Dabei wird die Bindung nicht völlig aufgegeben, sondern das Bindungssystem reorganisiert sich (ebd., S. 124 ff.): Es findet sich mit der äußeren Abwesenheit der Bindungsfigur ab und behält auf der Ebene der inneren Arbeitsmodelle eine symbolische Bindung bei. Letzteres ist für Bowlby »integraler Bestandteil einer gesunden Trauer« (ebd., S. 183).

Im hypnosystemischen Ansatz werden die Reaktionen des Bindungssystems als Prozess der Reorganisation der inneren Arbeitsmodelle verstanden. Zunächst werden die Trauernden in der akuten Trauersituation bei der Reetablierung und der Stabilisierung der inneren Bindung unterstützt. Später werden die Trauernden beim bewussten Gestalten und Leben einer sicheren und freien inneren Bindung zum Verstorbenen begleitet.

1.7.1 Die Reinternalisierung des Verstorbenen

Trauernde beschreiben bei einem schweren Verlust, dass ihnen der Angehörige aus dem Herzen gerissen wurde und im Inneren fehlt. Dem gegenüber gibt es meist auch – sofern nicht durch die Dissoziation blockiert – intensive Nähe- und Präsenzerfahrungen, in denen der Verstorbene als nah und spürbar erlebt wird. Trauernde spüren Berührungen durch den Verstorbenen, sie hören seine Stimme oder visualisieren ihn. Fast alle Trauernden reden intensiv mit ihrem Verstorbenen, damit befinden sie sich schon in einer inneren Kommunikationsbeziehung. Anders als bei den psychodynamisch orientierten Traueransätzen werden diese Erfahrungen nicht als zu überwindende verstanden, sondern anerkannt und als Ausdruck der nun beginnenden inneren Beziehung gewürdigt. Schließlich werden sie für die Reinternalisierung, also das erneute Nach-innen-Nehmen der Person des Verstorbenen, utilisiert.

Beachte!

Die beschriebenen Präsenzerfahrungen können hypnotherapeutisch als halluzinatorische Trancephänomene verstanden werden. Für Trauernde aber stellen sie eine eigene, imaginative Realität dar, die unbedingt als solche akzeptiert und liebevoll gewürdigt werden muss.

Folgende Nähe- und Verbundenheitserfahrungen werden in der Trauer- und Beziehungsbegleitung aktiv angeregt oder intensiviert und für die Re-Internalisierung utilisiert:

- *Halluzinatorische Präsenzerfahrungen:* Nach diesen Erfahrungen wird aktiv gefragt, um sie dann intensiv erleben zu lassen und als Beginn der inneren Beziehung zu würdigen.
- *Bindungsgefühle:* Trauernde werden eingeladen, ihre Nähe-, Verbundenheits- und Liebesgefühle im Körper zu spüren und sie dort zu verankern. Sie werden darin angeleitet, für diese Gefühle ein Bild zu finden und es dann im (!) Körper zu verorten.
- *Träume und Tagträume:* In Träumen erleben Trauernde sehr intensive, oft sehr tröstliche Begegnungen mit dem Verstorbenen (Kachler 2014). Diese Begegnungen im Traum werden in der Sitzung nacherlebt und als wichtige Begegnungserfahrungen gewürdigt.
- *Spontane oder bewusst aktualisierte Erinnerungen:* Trauernde nutzen oft Erinnerungen, um in ihnen dem Verstorbenen nahe zu sein. Deshalb werden Erinnerungsszenen in der Beziehungsarbeit in einer Imagination nacherlebt und als Begegnungserfahrung mit dem Verstorbenen weitergeführt.
- *Spontane oder angeleitete Beziehungsrituale:* Trauernde werden eingeladen, Beziehungsrituale wie das Entzünden einer Kerze für den Verstorbenen als Beziehungserfahrung bewusst zu gestalten und zu erleben.

Die aktive Anleitung, die spontanen Beziehungserfahrungen bewusst zu erleben, ist der erste Zugang zu einer intensiven Beziehungsarbeit. Dies kann mit entsprechenden Anregungen zur Weiterarbeit fortgeführt werden. So können Trauernde gebeten werden, zum Beispiel Briefe an den Verstorbenen zu schreiben oder einen rituellen Beziehungssatz für ihre Verbundenheit wie zum Beispiel »Du gehörst immer zu mir« zu finden. Damit wird der Verstorbene zunehmend deutlich zu einem inneren Gegenüber, also zu einem imaginativen und im Inneren erlebbaren Ego-State.

Die Beziehungsarbeit wird also von der Beraterin oder Therapeutin sehr aktiv mit den genannten Anregungen unterstützt, sodass die innere Beziehung zum Verstorbenen immer sicherer wird. Dabei wird aber in der Verschränkung mit der Realisierungsarbeit auch betont, dass der Angehörige in der äußeren Realität gestorben ist und nicht mehr lebt. Damit wird verhindert, dass die innere Beziehung zur einer spiritistisch-illusionären Fantasie wird. Vielmehr wird die innere Beziehung zum Ego-State des Verstorbenen eine subjektiv innere Realität, die auch als solche reflektiert werden kann.

1.7.2 Die Installation eines sicheren Ortes für den Verstorbenen

Die Frage nach dem Aufenthaltsort des verstorbenen geliebten Menschen ist für Trauernde in aller Regel eine existenzielle Frage. Hieran entscheidet sich auch, ob und, wenn ja, wie eine innere Beziehung zum Verstorbenen weitergelebt werden kann. Wäre der Verstorbene durch den Tod gänzlich vernichtet oder in einem Nichts verloren, gäbe es weder einen Zugang zu ihm noch eine weitergehende innere Beziehung mit ihm. Deshalb ist das Konzept des sicheren Ortes für den Verstorbenen ein wesentlicher Teil eines beziehungsorientierten, systemischen Verständnisses des Trauerprozesses: Der sichere Ort für den Verstorbenen ermöglicht und sichert nicht nur seine – freilich andere – Art der Existenz, sondern auch eine auf Dauer angelegte weitergehende internale Beziehung zu ihm.

Es ist deshalb nicht erstaunlich, dass die erste Frage von trauernden Kindern (bis zur Pubertät) heißt: »Wo ist der Papa oder die Mama jetzt?« (Kachler 2017). Für Kinder ist diese Frage ganz selbstverständlich und ungeheuer wichtig. Das wird sich besonders auch in der nachholenden Trauer- und Beziehungsarbeit zeigen, da wir hier mit dem Kind oder dem Jugendlichen aus der zurückliegenden, damaligen Verlustsituation arbeiten.

Eine hypnosystemisch verstandene Trauer- und Beziehungsbegleitung hilft also den Trauernden bei ihrer Suche nach einem sicheren Ort für den Verstorbenen. Sie unterstützt die Trauernden darin, diesen sicheren Ort im innerpsychischen Raum zu implementieren und auszugestalten. Ich habe dieses Konzept und den entsprechenden Begriff aus der Traumatherapie übernommen (Kachler 2017). In einer Verlustsituation hat der sichere Ort für den Verstorbenen verschiedene Qualitäten. Er kann ein bergender, haltender, schützender und heilsamer Ort sein, an dem der Verstorbene jetzt in seiner ganz eigenen Existenzweise gesehen und erlebt wird.

Der sichere Ort für den Verstorbenen kann sehr unterschiedlich aussehen. Oft sind es zunächst eher konkrete Orte wie das Grab oder das Zimmer des Verstorbenen, später eher symbolische oder spirituelle Orte wie der Himmel oder das ewige Licht. Viele Hinterbliebene haben mehrere Orte, an denen sie ihren verstorbenen Menschen finden. Ich will hier die wichtigsten sicheren Orte nur kurz benennen. Eine nähere Beschreibung finden Sie in *Meine Trauer wird dich finden* (Kachler 2012).

- *Konkrete Orte wie das Grab, das Zimmer des Verstorbenen oder andere von früher her wichtige Orte:* Das Grab ist das erste und wohl älteste Bild des sicheren Ortes, an dem der Verstorbene bewahrt ist. Das Grab ist für viele Trauernde ein Begegnungs- und Kommunikationsort, an dem sie ihren Verstorbenen finden, ihm nahe sein und mit ihm reden können. Andere solche konkreten Orte können das Zimmer des Verstorbenen oder Orte, an denen wichtige gemeinsame Erfahrungen gemacht wurden, sein.

Fallbeispiel: Soll ich dein Grab »mitnehmen«?

Ein 60-jähriger Witwer geht täglich ans das Grab seiner vor drei Jahren verstorbenen Frau. Er ist dort im Gespräch mit ihr. Doch dann hat er die günstige Möglichkeit, in die 350 km entfernte Heimat zurückzuziehen. Da er nicht auf den Grabbesuch verzichten will, überlegt er, die Verstorbene umzubetten. In mehreren Gesprächen findet er eine andere Lösung: Er gräbt ein kleines Bäumchen, das auf dem Grab seiner Frau gewachsen war, aus und setzt es in den Garten seines neuen Hauses.

- *Erinnerungsraum:* Im Erinnerungsraum und in den dort abgespeicherten Erinnerungen wird der Verstorbene von den Trauernden gefunden und immer wieder imaginativ reaktualisiert. Trauernde werden deshalb darin angeleitet, diesen Erinnerungsraum zu sichern und ihn zu einem internalen Begegnungsraum werden zu lassen.

Fallbeispiel: Immer wieder fällt uns etwas von dir ein

Nachdem in einer fünfköpfigen Familie der zwölfjährige Junge an einer Leukämie verstorben war, legten die Eltern ein Diktafon auf den Familientisch. Jedes der zurückgebliebenen Familienmitglieder sprach dann ganz unterschiedliche Erinnerungen wie einzelne Episoden oder Aussprüche des Jungen auf das Diktafon. Die Eltern schrieben die Erinnerungen im Computer zusammen, sodass für die Familie ein reicher Erinnerungsschatz entstand.

- *Eigener Körper:* Der Körper und die mit dem Verstorbenen verbundenen Körperempfindungen sind für viele Trauernde ein verlässlicher, emotional naher, sicherer Ort für den Verstorbenen. Häufig wird der Verstorbene im Herzen oder in der Brustgegend, seltener im Körpernahraum rechts oder links als spürbare Begleitgestalt verortet.

Fallbeispiel: In meinem Herzen nehme ich dich überallhin mit

Eine 71-jährige Witwe, die ihren Mann vor etlichen Jahren verloren hat, berichtet, dass sie ihn in ihrem Herzen trage. Dabei fasst sie sich spontan an die Herzgegend. Auf meine Frage, wie das für sie sei, antwortet sie: »Mein Mann ist überall mit dabei.« Dann hält sie kurz inne und ergänzt mit einem Schmunzeln im Gesicht: »Und nun muss er auch dorthin mitgehen, wo er früher nie gerne mit mir hingegangen war.«

- *Familiensystem:* Aus der Familientherapie wissen wir, dass zum Familiensystem auch wichtige Verstorbene gehören. Im Gespräch der Familienmitglieder, im Gedenken oder in Ritualen wie einem gemeinsamen Grabbesuch wird der Verstorbene in der Familie gegenwärtig und zugleich gewürdigt. Viele Familien haben eine »Gedenk- und Erinnerungsecke« im Wohnzimmer mit Fotos und anderen Andenken an den Verstorbenen eingerichtet.

Fallbeispiel: Aber der Papa gehört auch zu unserer Familie

Der Vater eines fünfjährigen Jungen war vor etlichen Monaten gestorben. Es findet ein schon lange geplantes großes Familientreffen statt. Beim Gang zum Gasthaus geht der Junge an der Hand seiner Großmutter. Beim Anblick der zahlreichen Familienmitglieder fragt der Junge seine Großmutter: »Oma, gehören die alle zu uns?« Die Großmutter antwortet: »Ja, die gehören alle zu unserer Familie.« Nach einem kurzen Moment des Besinnens erwidert der Junge: »Aber der Papa gehört da auch dazu!«

- *Orte in der Natur:* Viele Trauernde erleben sich über die Natur und einzelne Naturerfahrungen als mit dem Verstorbenen verbunden. Das Sterben und der Tod werden dabei als Übergang oder als eine Wandlung in die Weite und Tiefe der Natur verstanden. Der Verstorbene existiert für die Trauernden in der

Natur und lebt in ihr weiter. Trauernde wählen immer wieder ähnliche Orte in der Natur für den sicheren Aufenthalt ihres Verstorbenen wie zum Beispiel den Himmel, die Sterne, das Meer, den Sonnenuntergang oder das helle Licht der Sonne.

Fallbeispiel: Am Meer spüren wir dich in der Unendlichkeit

Eltern, deren 25-jähriger Sohn verstorben ist, streuen seine Asche in einer Meeresbucht aus. Ihr Sohn war begeisterter Surfer und hatte sich oft in dieser Bucht aufgehalten. Immer wieder fahren sie an diese Bucht und erleben in der Weite und Unendlichkeit des Meeres die Nähe ihres Sohnes.

- *Transzendente und spirituelle Orte:* Trauernde suchen entsprechend ihren religiösen Vorstellungen nach außerweltlichen Orten, an denen der Verstorbene für immer und ewig gehalten ist. Das können je nach eigenem religiösen oder weltanschaulichen Hintergrund der Himmel, die Hände Gottes, das ewige Licht der Liebe oder die Unendlichkeit sein.

Fallbeispiel: Und dann gehe ich ins Licht

Eine junge Frau ist seit Langem schwer an Krebs erkrankt. An einem der letzten Tage vor ihrem Tod sagt sie in einem Gespräch mit ihren Eltern: »Und dann werde ich ins Licht gehen.« Die Eltern wissen, dass ihre Tochter damit ihren baldigen Tod ankündigt. Bei allem Erschrecken fühlen sie sich von diesem Satz auch getröstet. Ihre Tochter beschreibt mit diesem Satz ihren Glauben, wohin sie im Sterben und nach ihrem Tod gehen wird. Für die Eltern wird das Licht ein sicherer Ort für ihre Tochter. Sie verstehen das Licht – entsprechend ihrem christlichen Glauben – als Hinweis auf das ewige Licht, das wiederum Symbol für die Liebe Gottes ist. Sie stellen sich vor, wie ihre Tochter im ewigen Licht leuchtet und glänzt.

Beachte!

Trauernde sind ganz frei darin, welche sicheren Orte sie für ihren Verstorbenen wählen. Deshalb müssen sie nicht unbedingt einen spirituellen oder religiösen sicheren Ort für ihren Verstorbenen finden. Wenn Trauernde aus weltanschaulichen Gründen nicht an einen transzendenten sicheren Ort glauben wollen, reicht oft der Erinnerungsraum oder der eigene Körper als sicherer Ort für den Verstorbenen aus.

Ist der sichere Ort eingerichtet und verankert, dann kann er seine eigentliche Funktion für die innere Beziehung zum Verstorbenen entfalten. Der sichere, bergende, schützende und heilsame Ort für den Verstorbenen ist nun ein Ort ...:

- ... zu dem die Trauernden den Verstorbenen gehen lassen können
- ... an dem die Trauernden den Verstorbenen dort »da sein«, also existent sein lassen können
- ... an den und an dem die Trauernden den Verstorbenen freilassen können
- ... an dem die Trauernden den Verstorbenen zum Beispiel nach einem Suizid heil werden lassen können
- ... und über den die Trauernden zum Verstorbenen ihre Beziehung weiterleben können.

Das in bisherigen Traueransätzen so wichtige »Loslassen« löst bei Trauernden Widerstände aus, weil es für sie ein » Loslassen« ins Nichts und damit ins Vergessen wäre. Mit der Installation eines sicheren Ortes wird nun das Ziel des »Loslassens« beschrieben, falls man diesen Begriff weiterbenutzen möchte. Es ist nun ein Freigeben und Gehenlassen *an den* oder *zum sicheren Ort*. Dort kommt der Verstorbene an, dort ist er sicher aufgehoben. Der Verstorbene, genauer gesagt: der Ego-State des Verstorbenen bleibt im Erleben der Hinterbliebenen dort in seiner – wie auch immer vorgestellten – Seinsweise existent und geht nach seinem Tod nicht ein zweites Mal verloren. Dies wäre für viele Trauernde, wie das Fallbeispiel »Ich will dich nicht ein zweites Mal verlieren« (S. 12) zeigt, nach dem realen Verlust ein katastrophaler zweiter Verlust. Vielmehr kann nun über den sicheren Ort die innere Beziehung zum Verstorbenen gelebt werden, soweit es der Trauernde wünscht.

Und schließlich kann der Hinterbliebene – und das sei hier ausdrücklich betont – wieder in sein Leben zurückkehren, weil er den Verstorbenen sicher geborgen weiß. Auch wenn der Hinterbliebene wieder sein Leben lebt und der Verstorbene in den Hintergrund der Aufmerksamkeit und des Erlebens tritt, so geht er ihm niemals verloren, weil der Hinterbliebene – sofern er es wünscht – den Verstorbenen am sicheren Ort immer wieder finden wird und aufsuchen kann.

1.7.3 Beziehungsarbeit als Konfliktklärung

Fallbeispiel: Die Schuld am Tod des Sohnes

Ein 40-jähriger Landwirt hatte auf seinem Bauernhof selbst eine Häckselmaschine gebaut. Er hatte diese Konstruktion nicht – wie es gesetzlich vorgeschrieben wäre – vom TÜV prüfen und genehmigen lassen. Als er dann mit seinem 14-jährigen Sohn an der Maschine arbeitete, stolperte der und stürzte in die ungesicherte Maschine. Der Sohn verstarb bei diesem Arbeitsunfall. Der Vater hat am Tod eine konkrete Realschuld, die ihn massiv belastet. Er berichtet zwei Jahre nach dem Unfall, dass er seinen Sohn nicht spürt, weil er mit seiner Schuld nicht wagt, »meinen Sohn anzuschauen«.

In diesem Fallbeispiel wird deutlich, dass die reale Schuld am Tod des Sohnes den trauernden Vater in seiner inneren Beziehung zu ihm einerseits bindet, anderseits aber auch massiv blockiert. Auch der Flussprozess der Trauer ist vor der Trauerbegleitung nicht in Gang gekommen. Die Beziehungsarbeit bestand zunächst in einer Klärungsarbeit an dieser Schuld.

Wie in diesem Fallbeispiel gibt es in vielen Beziehungen zum Verstorbenen ungeklärte Fragen und Themen wie eine Realschuld oder Schuldgefühle, ungeklärte Aufträge und häufig auch massive unausgesprochene oder ungelöste Konflikte. Diese Beziehungsthemen können entweder schon vor dem Ableben des geliebten Menschen in der Beziehung offen oder latent da sein, oder aber das Sterben und der Tod selbst verursachten neue konfliktträchtige Störungen.

Sind diese Beziehungsstörungen emotional hoch besetzt oder werden sie durch den Verlust erst wieder reaktualisiert, dann blockieren sie die innere Beziehung zum Verstorbenen und allermeist auch die Realisierungsarbeit. Die Trauernden sind dann emotional über einen Konflikt oder beispielsweise über die Schuldfrage gebunden und zugleich blockiert, sodass es zu einem Stillstand im Trauer- und Beziehungsprozess kommt. Deshalb müssen in einer inneren Beziehungsklärung diese Konflikte manchmal sehr früh in der Beziehungsarbeit entsprechend der systemischen Regel »Störungen haben Vorrang« angegangen werden. Auch in der nachholenden Trauer- und Beziehungsarbeit ist die Klärungsarbeit ein zentraler Aspekt, weil sich die Kind-Ego-States häufig gegenüber dem Verstorbenen schuldig fühlen oder von ihm blockierende Aufträge übernommen haben.

Diese Konfliktklärung als Begegnungsprozess auf der inneren Bühne wird später eingehend beschrieben.

1.8 Die Arbeit am weitergehenden Leben – Einladung zu einem Leben, in dem es wieder Glück geben darf

Das Leben nach einem schweren Verlust ist zunächst im Schatten der dissoziativen Prozesse, des Verlustschmerzes und der intensiven Trauer massiv eingeschränkt. Trauernde erleben sich oft als zu betäubt oder kraft- und lustlos, um das bisherige Leben insbesondere in seinen schönen Seiten zu leben. Zudem verzichten sie häufig aus Loyalität gegenüber dem Verstorbenen darauf.

In der Trauer- und Beziehungsbegleitung stehen zunächst die Realisierungs- und Beziehungsarbeit im Vordergrund, die dann die Trauernden zunehmend auch wieder für das Leben öffnen. Zugleich muss in der Trauer- und Beziehungsarbeit das aktuelle Weiterleben von Beginn an einbezogen werden. Dabei gibt es folgende Prozessschritte:

- *Entscheidung zum Weiterleben nach dem schweren Verlust:* In der ganz frühen Phase nach einem schweren Verlust stellt sich, wie schon genannt, die Frage nach dem Weiterleben ohne den Verstorbenen.
- *Leben im Alltag und in den Alltagsstrukturen:* Trauernde werden darin unterstützt, ihren Alltag allmählich wieder zu gestalten und sich in den Alltagsstrukturen sicher zu fühlen.
- *Leben mit der Arbeit:* Es muss geklärt werden, wieweit Trauernde arbeitsfähig sind oder ob sie eine bewusste Auszeit einlegen wollen. Es muss aber auch umgekehrt eruiert werden, wie die Arbeit eine stabilisierende und wieder ins Leben führende Funktion übernehmen kann.
- *Leben in und mit den sozialen Beziehungen:* Zunächst ist ein Rückzug aus sozialen Beziehungen sehr angemessen, weil die Realisierungs- und Beziehungsarbeit Energie und den inneren Beziehungsraum im Hinblick auf den Verstorbenen braucht. Dann aber muss mit den Trauernden besprochen werden, ob aus dem Rückzug nicht ein Vermeiden wird und welche Schritte ins soziale Leben, zum Beispiel die Teilnahme an einer Geburtstagfeier, wieder möglich und nötig sind.

- *Leben mit der inneren Beziehung zum Verstorbenen:* Immer wieder wird erspürt und reflektiert, wie die innere Beziehung zum Verstorbenen in das Leben der Trauernden integriert werden kann, wie zum Beispiel zunächst durch den täglichen Grabbesuch. Die innere Beziehung wird damit zu einem integralen Bestandteil des Lebens nach einem Verlust. Dabei wird darauf geachtet, dass dies weiter in das Leben hineinführt. So benötigen beispielsweise die Trauernden nach einer gewissen Zeit nicht mehr den täglichen Grabbesuch, sondern können ihn auf das Wochenende konzentrieren.
- *Leben mit der bleibenden Lücke:* Der nahe Verstorbene hinterlässt auf Dauer im Leben des Hinterbliebenen eine Lücke, die immer wieder, besonders an Gedenktagen, präsent wird. Trauernde werden angeleitet, diese Erfahrung der Leerstelle über Gedenkrituale ins Leben zu integrieren, sodass diese Rituale und damit auch der Verstorbene zu einem selbstverständlichen Bestandteil des weitergehenden Lebens werden. So wird der Geburts- oder Todestag in einem kleineren oder größeren Gedenkritual »gefeiert«.
- *Leben von Freude und Glück:* Ein weiterer wesentlicher, für viele Trauernde schwieriger Schritt ist es, wieder Freude und Glück zu erleben. Dieser Schritt wird von vielen Trauernden aus Loyalität gegenüber dem Verstorbenen ganz vermieden, sodass es hier zu einem Stillstand auf dem Weg ins Leben kommt. Der weitergehende Schritt in ein Leben, in dem es auch wieder Freude und Glück geben darf, muss den Verzicht aus Loyalität gegenüber dem Verstorbenen transformieren. So erlauben der sichere Ort für den Verstorbenen und das Wissen, dass es dem Verstorbenen dort gut geht, den Trauernden, dass sie es sich auch selbst wieder gutgehen lassen können. In der Begegnungsarbeit mit dem Verstorbenen auf der inneren Bühne (dazu mehr in Kap. 2 und 4) erhalten Trauernde nicht nur die Erlaubnis, sondern auch die Ermutigung, sich wieder auf Freude und Glück einzulassen. Und schließlich wird der Verstorbene als Ego-State eingesetzt, der die Trauernden nicht nur wieder ins Leben hineinbegleitet, sondern der sich an der Freude und dem Glück des Hinterbliebenen mitfreut (vgl. Kap. 8).
- *Leben und der wiederentdeckte Lebenssinn:* Zunächst ist es nach einem schweren Verlust angemessen, weder im Tod des nahen Angehörigen noch in dem nachfolgenden Leben einen Sinn zu

sehen. Allmählich kehrt aber über die beschriebenen Schritte in das Leben auch der Lebenssinn für das Leben nach dem Verlust wieder zurück. Dabei darf der Tod des nahen Angehörigen für immer sinnlos bleiben. Es sollte in der Trauer- und Beziehungsbegleitung keinesfalls auf eine Findung von Sinn für den Tod des Angehörigen gedrängt werden. Falls Trauernde ihn für sich selbst entwickeln, wird dieser Sinn anerkannt und gewürdigt. Dagegen wird der Trauernde eingeladen, im Leben nach dem Verlust allmählich wieder kleine Sinnerfahrungen zu machen, an denen sich der Verstorbene mitfreut.

Wenn in einem Leben nach einem schweren Verlust Freude und Glück einerseits und Lebenssinn für das Leben nach dem Verlust andererseits wieder möglich werden, dann können wir von einem gelingenden Trauer- und Beziehungsprozess sprechen. Allerdings muss man bei schweren Verlusten für diesen Prozess in der Regel mit einer Prozessdauer von drei bis fünf Jahren rechnen. Dabei ist der Trauer- und Beziehungsprozess nicht (!) abgeschlossen, vielmehr gibt es bleibende Aspekte, die ich nun im Folgenden noch aufzeigen will.

1.9 Die bleibende innere Verbundenheit und die bleibende Wehmut – Wie sieht eine gelungener Trauer- und Beziehungsprozess aus?

Die Phasenmodelle des Trauerns (zum Beispiel Kast 1977), aber auch die landläufigen Vorstellungen von Trauern implizieren, dass es einen Abschluss des Trauerprozesses gibt. Dies trifft aber für die Trauer- und Beziehungsprozesse nach schweren Verlusten nicht zu, auch wenn sich ein gelungener Trauer- und Beziehungsprozess entwickelt hat. Vielmehr bleiben – auch von den Trauernden selbst erwünscht – emotionale und systemische Aspekte lebenslang bestehen.

Beachte!

Hinterbliebene wünschen nach einem schweren Verlust keinen Abschluss des Trauerprozesses. Vielmehr wünschen Sie sich, dass die innere Beziehung zum Verstorbenen dauerhaft bleibt und weitergeht.

Von einem gelungenen Trauer- und Beziehungsprozess können wir sprechen, wenn Trauernde in ihrer Beziehung zur Realität des Verlustes, in ihrer Beziehung zum Verstorbenen und in ihrer Beziehung zum weitergehenden Leben folgende emotionale Landschaften erreichen konnten.

- Der intensive Verlustschmerz kurz nach dem Verlust und die heftige Anfangstrauer transformieren sich allmählich, werden weicher und milder. Die Transformation der Trauer entwickelt sich zu einer bleibenden Wehmut und einer Dankbarkeit für den Verstorbenen.

Fallbeispiel: Die Wehmut im Herbst

Ein Vater berichtet, dass ihn eine zunächst nur körperlich spürbare Wehmut beschleicht, wenn der Himmel im Herbst sein besonderes Blau annimmt. Dann weiß er, dass die Zeit des Sterbens seines Sohnes kommt. Er möchte diese Wehmut nicht missen, weil es ihn auf diese Zeit und damit auf die Nähe zu seinem Sohn vorbereitet.

- Trauernde können sich allmählich von der Trauer verabschieden, sodass die Trauer gehen kann. Jedoch sollten Trauernde bereit sein, die Trauer in besonderen Situationen wieder – allerdings nicht mehr so intensiv wie in der Anfangszeit nach dem Verlust – als wohlbekannten Gast auftauchen zu lassen. Dies geschieht meist in emotional dichten Situationen, die dann als »traurig schön« erlebt werden, weil die Trauer als Gast den Verstorbenen in Erinnerung ruft.

Fallbeispiel: Das Hannes-Wader-Lied und die Trauer als Gast

Eine Frau lebt zehn Jahre nach dem Tod ihres Mannes ein selbstbestimmtes und immer wieder auch glückliches Leben. Sie geht in ein Konzert mit dem Sänger Hannes Wader, das sie sehr genießt. Als der Sänger das Lieblingslied von ihr und ihrem verstorbenen Mann vorträgt, bemerkt sie, dass sie weint. Dieses Weinen und die dazugehörige Trauer blockieren sie nicht, vielmehr intensivieren sie diesen besonderen Moment, in dem die Frau auch wieder die Nähe ihres Mannes spürt.

- Die Beziehung zum Verstorbenen transformiert sich von einer intensiven, oft klammernden, haltenden, manchmal auch suchenden Ge-Bundenheit hin zu einer freien und gelassenen Ver-Bundenheit. Der Verstorbene ist dabei ein heiterer Begleiter, der im Alltagserleben oft auch weit in den Hintergrund tritt. Dennoch gibt es das sichere Empfinden einer sicheren, bleibenden und zugleich freien Beziehung zu ihm, wie das folgende Fallbeispiel zeigt.

Fallbeispiel: Ich grüße dich mit der Autohupe

Der 28-jährige Sohn war bei einer Trunkenheitsfahrt gegen einen Baum gefahren und verstorben. Die Mutter empfand eine ungeheure Wut über ihren – im Übrigen einzigen – Sohn, weil er so fahrlässig sein Leben aufs Spiel gesetzt und ihr den ungeheuren Verlust zugemutet hatte. In ihrer Wut konnte sie nicht an der Unfallstelle ihres Sohnes vorbeifahren und musste auf der Fahrt zur Arbeitsstelle einen weiten Umweg machen. Nachdem ich sie über längere Zeit mit dem hier beschriebenen Trauer- und Beziehungsansatz begleitet hatte, konnte sie zunächst nur mit großer Mühe am Unfallort vorbeifahren. Als ich sie drei Jahr später noch einmal zufällig traf, erzählte sie mir, dass sie nun an der Unfallstelle ihrem Sohn dreimal mit der Autohupe grüßt und ihm freundlich zunickt.

- Im Leben können wieder Glück und Lebenssinn erlebt werden, dabei gehören sowohl die bleibende Lücke, die der Verstorbene hinterlassen hat, als auch die innere Beziehung zu ihm zum Leben. Das Leben bleibt ein Leben nach einem Verlust, aber es ist wieder das eigene glückende und immer wieder auch glückliche Leben.

Fallbeispiel: Wir gehen wieder zum Tanzen

Das Elternpaar, das aus Loyalität zu der zwölfjährigen, an Krebs verstorbenen Tochter nicht mehr tanzen ging, arbeitete zunächst am Realisieren des Verlustes und am Abfließen der Trauer. In einer von mir angeleiteten inneren Begegnung mit der verstorbenen Tochter erhielten sie die direkte Aufforderung, wieder tanzen zu gehen. Vor dem ersten Tanzabend nach dem Tod der Tochter imaginierten die Eltern, wie ihre Tochter ihnen aufmunternd von einer oberen Ecke des Tanzsaales bei den ersten Tanzschritten zunickt. Der erste Tanzabend fiel noch schwer, aber mit der Vorstellung, dass sich die Tochter am Tanzen ihrer Eltern mitfreut, wurde jeder weitere Tanzabend leichter.

Werden in einer Trauer- und Beziehungsbegleitung die hier beschriebenen Einladungshorizonte weitgehend erreicht, dann sind die Hinterbliebenen zwar nicht am Ende ihres Weges nach einem schweren Verlust, aber sie können nun das Leben eigenständig in der Beziehung zum Verstorbenen und zur bleibenden Lücke gestalten. Nun kann auch die Trauer- und Beziehungsbegleitung im Rahmen einer Beratung oder Psychotherapie beendet werden.

Nachdem ich den hypnosystemischen Trauer- und Beziehungsansatz als Grundlage dargestellt habe, können wir nun zur nachholenden Trauer- und Beziehungsarbeit übergehen.

2 Diagnostik, Indikation und Vertragsarbeit bei nachholender Trauer- und Beziehungsarbeit

Fallbeispiel 1: Tod der kleinen Schwester und der drohende Tod der Ehefrau[2]

Ein 55-jähriger Mann sucht Psychotherapie für eine nachholende Trauerarbeit auf, weil durch eine lebensverkürzende Tumorerkrankung seiner Frau der frühe Verlust seiner zweijährigen Schwester reaktualisiert wird. Er war vor über 40 Jahren vier Jahre alt, als er seine kleine Schwester ertrunken im Gartenteich auffand. Obwohl ihn die traumatisierenden Umstände des Todes seiner Schwester und der dauerhafte Verlust als Kind lange schwer belastet hatten, hat er sein Leben durchaus gut bewältigt.

Er möchte angesichts des drohenden Todes seiner Frau diese alte, prägende frühe Verlusterfahrung aufarbeiten, auch im Blick auf seine vier und sechs Jahre alten Kinder. Er hat die Sorge, dass er seine Kinder nach dem bevorstehenden Tod seiner Frau mit seiner frühen Erfahrung belastet und sie nicht gut begleiten kann. Zudem fällt ihm im Erstgespräch rückblickend auf, dass er viele gescheiterte Beziehungen zu Frauen hatte. Er bezeichnet sich als »Beziehungsmessie«, der leicht Beziehungen aufnehmen kann, sie dann aber scheitern lässt.

Dieses Fallbeispiel zeigt exemplarisch, wie prägend eine schwere frühe Verlusterfahrung in der Kindheit sein kann, ohne dass eine klinische Symptomatik wie eine Depression oder Suchterkrankung daraus entstehen muss. Es wird auch deutlich, dass ein späterer konkreter Auslöser die frühe Verlusterfahrung reaktualisiert und zu dem Wunsch nach einer nachholenden Trauerarbeit führt. Nach meiner Erfahrung wächst in der Bevölkerung das Bewusstsein, dass frühe Verluste einerseits destruktiv prägend sein können, andererseits auch einer nachträglichen Bearbeitung bedürfen. Zudem verbreitet sich die Erkenntnis, dass eine nachholende Trauerarbeit nicht nur nötig, sondern auch sehr hilfreich sein kann. Deshalb werden in den nächsten Jahren vermehrt Betroffene mit dem Wunsch nach einer nachholenden Trauerarbeit auf Beratungsstellen und niedergelassene Psychotherapeutinnen zukommen.

2 Die Fallbeispiele werden ab hier laufend durchnummeriert.

2.1 Nachholende Trauerarbeit bei früheren und frühen Verlusten

2.1.1 Was sind frühere Verluste?

Nachholende Trauerarbeit setzt bei – meist schweren – früheren Verlusten ein, die in der Biografie der Betroffenen, von der gegenwärtigen Situation aus gesehen, in unterschiedlichen Zeitabständen zurückliegen können. Ein Verlust kann dabei etliche Jahre zurückliegen und nun durch aktuelle Auslöser, meist einen erneuten Verlust, reaktualisiert werden. Eine 50-jährige Klientin berichtet nach dem Suizid ihres 19-jährigen Sohnes, dass sich auch ihr Bruder vor zehn Jahren suizidiert hatte. Im Rahmen der aktuellen Trauerbegleitung für den Suizid des Sohnes war es wichtig, auch noch einmal auf den zehn Jahre zurückliegenden Suizid des Bruders einzugehen. Der akute Suizid des Sohnes hat seine eigene Schwere und Tragik, zugleich wird er als Wiederholung des Suizids des Bruders erlebt und reaktualisiert die ungelösten Trauer- und Beziehungsthemen der Klientin hinsichtlich ihres Bruders. Insofern ist auch hier nachholende Trauerarbeit vonnöten, wiewohl die Klientin den Suizid ihres Bruders als erwachsene Frau erlebt hatte. Und es wird auch hier so gearbeitet wie bei frühen Verlusten in der Kindheit und Jugendzeit, nämlich mit dem Ego-State der damals vom Verlust betroffenen Klientin, also im genannten Beispiel mit dem 40-jährigen Ego-State der heute 50-jährigen Klientin und ihren inneren Beziehung zum Ego-State des damals 36-jährigen Bruders, der sich suizidierte. Die hier beschriebene Konstellation zeigt sich meist in aktuellen Verlusten, in denen zugleich ein früherer Verlust erneut oder zum ersten Mal betrauert wird und eine Klärung der Beziehung zum Verstorbenen nötig ist.

2.1.2 Frühe Verluste in der Kindheit und Jugendzeit – Der Schwerpunkt dieses Buches

Meist prägender und für das Wohlbefinden von Menschen einschränkender als zurückliegende Verluste, die im Erwachsenenalter eintraten, sind frühe Verluste, die sich in der Kindheit und Jugendzeit der Klienten ereigneten.

Der Schwerpunkt des Buches liegt auf frühen Verlusten in den ersten beiden Jahrzehnten der Biografie von Klientinnen und Klienten. Diese frühen Verluste sind deshalb prägend …:

- … weil Kinder und Jugendliche weniger und nur einfache Abwehrmechanismen für die Bewältigung zur Verfügung haben.
- … weil Kinder und Jugendliche in ihrer psychischen Entwicklung vulnerabel sind und deshalb ihre Entwicklung nachhaltig verändert, oft auch destruktiv eingeschränkt wird.
- … weil für Kinder und Jugendliche frühe Verluste auch eine traumatische Erfahrung darstellen können und sich deshalb dauerhaft auf ihr Bindungssystem auswirken.
- … weil viele frühe Verluste mit traumatischen Umständen wie beispielsweise dem Miterleben des gewaltförmigen Todes eines Familienmitgliedes einhergehen können.
- … weil Kinder und Jugendliche in ihrem Trauerprozess immer noch zu selten auf eine gute Weise unterstützt und begleitet werden, sodass sie mit ihren Schmerz- und Trauergefühlen, aber auch mit ihrer inneren Beziehung zum Verstorbenen häufig alleingelassen sind.
- … weil sich mit dem Verlust eines Großeltern-, Eltern- oder Geschwisterteils das gesamte Familiensystem dauerhaft verändert. Neben dem unmittelbaren Verlust ergeben sich deshalb auch sogenannte sekundäre Verluste. So verliert das Kind beim Tod eines Geschwisters emotional auch die beiden Eltern, da sie um das verstorbene Kind trauern.

Es gibt sicherlich noch weitere Gründe, warum ein früher Verlust in der Kindheit und Jugendzeit als ein massiver Einschnitt mit lebenslangen Auswirkungen erlebt wird. Dies gilt häufig auch dann, wenn das Kind damals in einer Kinder- und Jugendlichentherapie war, weil auch die Psychotherapie nur auf die jeweils jetzt zur Verfügung stehenden kognitiven und emotionalen Fähigkeiten zurückgreifen kann. Zweifelsohne trägt eine Kinder- und Jugendlichentherapie zur Bewältigung einer aktuellen Verlustsituation bei und kann als gute Prophylaxe für die weitere Entwicklung des Kindes oder Jugendlichen wirken. Dennoch zeigen sich die Auswirkungen eines frühen Verlustes erst später noch einmal an bestimmten Entwicklungsschwellen des Lebens (vgl. oben, Fallbeispiel 1).

Exkurs:

Auswirkungen früher Verluste – Empirische Ergebnisse

Die Ergebnisse empirischer Studien über die kurz- und langfristigen Auswirkungen früher Verluste sind widersprüchlich (Luecken 2008). Dies ist in der methodischen Komplexität der Fragestellung begründet. Viele Studien weisen nach, dass Kinder nach dem Tod eines Elternteils mit depressiven Symptomen, Beziehungsproblemen, verminderter Schulleistung und sozialem Rückzug reagieren (ebd.). Kinder zeigen Gefühle von Verunsicherung, die Angst, selbst zu sterben, und Gefühle von verminderter Kontrollfähigkeit. Nach Untersuchungen in England weisen etwa 20 % der Kinder nach dem Tod eines Elternteils klinisch zu behandelnde Symptome auf (Stokes 2014). Jedoch zeigen nicht alle trauernden Kinder eine ausgeprägte Symptomatik. Offensichtlich spielen die Resilienz von Kindern und ihr Zugang zu Resilienzfaktoren eine wesentliche Rolle. Wenn Kinder selbst resilient sind bzw. in ihrer Resilienz von außen unterstützt werden, ergeben sich nicht zwangsläufig kurz- und langfristige klinisch feststellbare Auswirkungen früher Verluste.

Langfristig ist ein früher Verlust in der Kindheit mit einer erhöhten Anfälligkeit für Depressionen, Angsterkrankungen und Sucht verbunden (Luecken 2008). Ein früher Verlust stellt also einen wesentlichen Risikofaktor für klinische Symptomatiken dar, weil er aus neurobiologischer Sicht auf der neurophysiologischen Ebene das Stresssystem aktiviert und dauerhaft sensitiviert. Kommen dann im Erwachsenenleben andere Faktoren wie ein erneuter schwerer Verlust oder andere Krisen dazu, können sich klinisch relevante Symptome entwickeln.

Die empirischen Untersuchungen zu den langfristigen Auswirkungen früher Verluste sind allerdings für die psychotherapeutische Praxis nur bedingt relevant. Sie betrachten meist nur diagnostizierbare klinische Symptome, nicht jedoch die anderen durchaus belastenden Auswirkungen auf das Lebensgefühl und die Beziehungsqualität bei Erwachsenen nach einem lange zurückliegenden frühen Verlust.

2.1.3 Der Begriff der nachholenden Trauer- und Beziehungsarbeit

Der Begriff der nachholenden Trauerarbeit greift viel zu kurz und wird in diesem Buch als abkürzender Begriff für Trauer- und Beziehungsarbeit verstanden, da, wie in Kapitel 1 aufgezeigt, nach dem hypnosystemischen Verständnis zum Umgang mit einem Verlust immer auch die Arbeit an der Beziehung zum Verstorbenen gehört.

Nachholende Trauerarbeit ist deshalb immer auch nachholende Arbeit an der Beziehung des Kind-Ego-States zum Ego-State des Verstorbenen. Zudem umfasst nachholende Trauer- und Beziehungsarbeit nicht nur die zurückliegende unmittelbare Verlustsituation. Sie berücksichtigt das Erleben des betroffenen Kindes oder Jugendlichen *vor* dem Tod des Angehörigen, insbesondere bei einer längeren Erkrankung des Angehörigen. Dann wird die unmittelbare Verlustsituation bearbeitet, zu der neben den Todesumständen und ihrem Miterleben auch das Erleben der Bestattung gehört. Anschließend rückt das erste Trauerjahr bis zum ersten Todestag des Verstorbenen in den Fokus der Beratung oder Therapie. Dazu gehören neben den Trauerreaktionen des Betroffenen und seiner inneren Beziehung zum Verstorbenen auch die Veränderungen in der Struktur der Familie mit dem Blick auf sekundäre Verlusterfahrungen. Schließlich werden auch die weiteren Auswirkungen des Verlustes und der familiären Veränderungen auf die Entwicklung des Kindes und Jugendlichen einbezogen. Hier stellt sich die Frage, welche bewussten und unbewussten Schussfolgerungen im Sinne der Lebensskripte oder der Schemata das Kind oder der Jugendliche zieht. Der Blick auf spätere Reaktualisierungen der Verlusterfahrung in der weiteren Biografie gibt schließlich Hinweise auf den Zusammenhang zwischen der zurückliegenden frühen Verlusterfahrung und den heute beklagten Themen und Symptomatiken der Klienten.

2.2 Frühe Verluste als bewusstes oder unbewusstes Thema

Nachholende Trauerarbeit kommt in unterschiedlichen Konstellationen von Beratung und Psychotherapie zum Tragen. Dabei soll noch einmal betont werden, dass nachholende Trauerarbeit im hypnosystemischen Verständnis immer auch nachholende Arbeit an der Beziehung des Kind-Ego-States zum Verstorbenen, genauer gesagt: zum Ego-State des Verstorbenen sein muss.

2.2.1 Bewusster Wunsch nach einer Aufarbeitung eines frühen Verlustes

Zunehmend mehr Klientinnen suchen Beratung oder Psychotherapie auf, weil sie um einen frühen Verlust in der Kindheit wissen. Diese Klientinnen kommen aus eigener Motivation, diesen frühen Verlust nachholend aufzuarbeiten. Sie spüren, dass ein früher Verlust in verschiedensten Situationen emotional aktualisiert wird. Solche Situationen werden als emotional nahegehend und belastend erlebt. Häufig wissen oder ahnen diese Klientinnen, dass ein früher Verlust auch andere Probleme und Lebensthemen berührt. Sie stellen also selbst einen Zusammenhang zwischen dem frühen Verlust und eigenen Lebensthemen her. Sie kommen mit dem Anliegen, über die Bearbeitung des frühen Verlustes und der offenen Themen in der Beziehung zum Verstorbenen ihr aktuelles Thema zu lösen.

Beachte!

Klienten, die frühe Verluste bearbeiten wollen, kommen allermeist mit der Hypothese, dass sie damals als Kind oder Jugendliche oder Jugendlicher nicht genügend oder richtig getrauert hätten. Tatsächlich wurden viele der Klienten damals nicht ermutigt, ihren Schmerz und Trauer zu äußern, weil der Verlust in der Familie verschwiegen wurde oder das Kind oder der Jugendliche nicht unterstützt wurde. Aus dem Blick gerät dabei, dass zu einem frühen Verlust meist auch eine ungelöste Thematik in der Beziehung zum Verstorbenen gehört. Dies muss psychoedukativ im Rahmen des Erstgespräches erläutert werden.

Fallbeispiel 2: Die immer vermisste Großmutter

Die 30-jährige Klientin kommt mit dem Anliegen, den Tod ihrer über alles geliebten Großmutter aufzuarbeiten. Die Klientin war acht Jahre alt, als ihre Großmutter an Krebs erkrankte. Sie hat als Kind – im selben Haus mit der Großmutter wohnend – den Krankheitsverlauf und das Sterben der Großmutter sehr nahe miterlebt. Ebenso prägend waren die Ängste und die Trauer der eigenen Mutter, die die Tochter der Verstorbenen ist.

Die Klientin berichtet, dass ein Gedanke oder eine Erinnerung an ihre Großmutter ausreicht, um sie zum Weinen zu bringen. Sie kann sich ihrer Trauergefühle nicht erwehren und fühlt sich ihnen ausgeliefert. Zudem vermutet sie, dass dieser frühe Verlust ihre Bindungsproblematik verursacht hat. Sie blockiert oder sabotiert bisher alle näheren Beziehungen zu Partnern immer dann, wenn die Beziehung zu einer dauerhaften Partnerschaft werden sollte. Die Betroffene hatte diese Zusammenhänge schon lange geahnt, aber eine Bearbeitung aus Angst vor der aufsteigenden Trauer vermieden.

2.2.2 Frühe Verluste als unbewusste Hintergründe aktueller Themen und Symptome

Meist werden Beratungen und Psychotherapien mit beklagten Symptomen oder festgestellten Diagnosen aufgesucht. Im Rahmen dieser Prozesse stößt man auf frühe Verluste, die möglicherweise im Zusammenhang mit der akuten Thematik stehen. Bei dem angemeldeten Anliegen des folgenden Klienten gab es zunächst keinerlei Hinweise auf einen frühen Verlust.

Fallbeispiel 3: Das frühe Fehlen des Vaters

Der 35-jährige Manager will ein Coaching mit dem Ziel, sich beruflich besser durchzusetzen und sich entschiedener in seinem Betrieb zu positionieren. Rasch stellt sich heraus, dass dem Klienten das väterliche Modell für ein solches Selbstbehauptungsverhalten fehlte, da sein Vater bei einem Autounfall starb, als der Klient ein Jahr alt war. Zudem hat er sich durch Gefühle von Schwere, die er nie als möglichen Hinweis auf verdrängte Trauergefühle gesehen hatte, in seinem beruflichen Weg immer wieder lähmen lassen.

Dieses Beispiel zeigt, dass Beraterinnen und Psychotherapeuten in der diagnostischen Abklärungsphase routinemäßig nach frühen Verlusten und anderen traumatisierenden Erfahrungen fragen sollten. Gibt es Hinweise auf mehrere, auch verschiedene Verlusterfahrungen, lässt sich ähnlich wie bei einer Traumalandkarte eine biografische Verlustlandkarte erstellen, in die nicht nur der Verluste von Menschen, sondern auch von Lebenszielen oder Lebensinhalten, von Heimat durch Umzüge oder Migration eingetragen werden.

Frühe Verluste zeigen sich häufig unvermutet bei folgenden Themen und Symptomen:

- *Bei depressiven Symptomatiken,* die als anhaltende, nicht gelöste Dissoziation nach einem schweren frühen Verlust, als festgehaltener Trauerschmerz und als Lebensverzicht aus Liebe zum Verstorbenen zu verstehen sind.
- *Bei Angstsymptomen und Panikattacken;* sie sind häufig als Reaktualisierung des – oft miterlebten – Todes eines nahen Menschen in der frühen Biografie zu sehen; die Zusammenhänge mit einem frühen Verlust sind dabei verloren gegangen, sodass sich die Angstsymptome weiter automatisiert und vom biografischen Hintergrund abgelöst haben.

- *Bei Suchtverhalten,* das häufig als Lösungsversuch für einen frühen Verlust zu begreifen ist. Dabei wird das Suchtmittel zur Erleichterung des Trauerschmerzes, aber auch häufig zur Intensivierung der inneren Verbindung zum Verstorbenen eingesetzt. Meist hat sich das Suchtverhalten von der ursprünglichen Funktion im Rahmen eines Verlustes verselbstständigt.
- *Bei Beziehungsproblemen,* die als Reinszenierung eines frühen Verlustes oder der ungeklärten Beziehung zum Verstorbenen zu verstehen sind. Dies ist übrigens auch im Rahmen von Paartherapien besonders zu beachten.

Fallbeispiel 4: Eifersucht als Sehnsucht nach der früh verstorbenen Mutter

Der 45-jährige Partner reagiert überaus eifersüchtig auf die emotionale Nähe seiner Frau zu ihrer Mutter. Die destruktive Eifersucht lässt sich nicht aus der Paardynamik, sondern aus dem frühen Tod der Mutter, den der Ehemann mit vier Jahren erlebt hatte, verstehen. Die bleibende Sehnsucht, aber auch der Zorn über den Tod der Mutter, reaktualisiert sich augenscheinlich in der Beziehung zu seiner Frau. Dem Ehemann wird vorgeschlagen, in einigen Sitzungen an dem frühen Verlust seiner Mutter und der Beziehung zu ihr zu arbeiten.

Auch wenn eine aktuelle Problematik im Zusammenhang mit einem frühen Verlust steht, gilt in der Regel auch, dass damit nicht die gesamte Symptomatik eines Klienten oder Patienten darauf zurückgeführt werden kann und meist weitere biografische oder aktuelle Hintergründe beteiligt sind.

Frühe Verluste spielen in der akuten Trauerbegleitung eine häufig übersehene, aber doch sehr wichtige Rolle:

- Aktuelle Verluste, die sich in der Intensität und Dauer nicht aus der akuten Verlustsituation verstehen lassen, weisen auf frühere und frühe Verlust hin. Hier wird durch den akuten Verlust ein früher Verlust aktualisiert, sodass im Grunde zwei Trauerprozesse stattfinden, die sich nicht selten gegenseitig verstärken.

Fallbeispiel 5: Untröstlich beim aktuellen Tod der Großmutter

Eine 28-jährige Klientin kommt drei Jahre nach dem Tod ihrer Großmutter in die Trauerbegleitung, weil sie diesen Verlust nicht bewältigen und integrieren kann. Durch einige Fragen wird schnell deutlich, dass der Tod der Großmutter den Tod der Mutter der Klientin, als sie zwei Jahre alt war, reaktualisiert, zumal die Klientin danach bei der Großmutter aufwuchs. Mit dem Tod der Großmutter verliert sie also die »stellvertretende Mutter« einerseits, andererseits wird der Ego-State des zwei Jahre alten Mädchens mit seinem Schmerz von damals reaktiviert.

Von einem frühen, destruktiv wirksamen, dem aktuellen Bewusstsein nicht zugänglichen Verlust ist des Weiteren auszugehen, wenn ...:

- ... Klienten mit üblichen Verlust- und Abschiedssituationen nur schwer zurechtkommen, oft auch Abschiedssituationen vermeiden oder in Abschiedssituationen mit starken körperlichen Symptomen reagieren.
- ... eine Bindungsthematik sichtbar wird, insbesondere wenn aus einer Bindungsangst heraus die Bindung vermieden oder wenn Bindung zwanghaft aufrechterhalten wird. Auch hinter dem scheinbar bewussten Verzicht auf Kinder steht häufig die unbewusste Angst, dass ein möglicher Tod eines eigenen Kindes die frühere schwere Verlustsituation wiederholen könnte.
- ... ein Lebensverzicht durch Einschränkung des eigenen Lebens gelebt wird und der Klient sozusagen auf »Sparflamme« oder mit halber Energie lebt. Es gibt auch eine gegenteilige Symptomatik, bei der Klienten exzessiv und selbstgefährdend leben, weil sie beispielsweise auch für das verstorbene Geschwister leben müssen.
- ... eine körperliche und emotionale Schwere als eigenständig erlebtes Symptom beklagt wird, wie zum Beispiel in einem Müdigkeitssyndrom wie dem Fatigue-Syndrom; oft ist diese fühlbare Schwere verbunden mit Energie- und Kraftlosigkeit.
- ... das Ende der eigenen Lebenszeit mit einem konkreten Zeitpunkt, oft sogar mit einem genauen Datum, verbunden ist. Dieser Zeitpunkt ist häufig der Todeszeitpunkt des früh verstorbenen Eltern- oder Großelternteils.
- ... eine körperliche Symptomatik symbolisch auf einen Verlust hindeutet wie zum Beispiel immer wieder auftretende, medizinisch nicht zu erklärende starke Herzschmerzen. Nicht selten sind auch eine erhöhte Schmerzempfindlichkeit oder diffuse,

im Körper wandernde, medizinisch nicht erklärbare Schmerzen auf früher Verluste zurückzuführen.
- ... für eine aktuelle Lebensthematik, wie zum Beispiel eine unerwünschte Kinderlosigkeit, keine aktuellen oder anderen biografischen Hintergründe gefunden werden können.

Manche dieser Hinweise auf einen frühen Verlust gleichen den Hinweisen auf andere Traumatisierungen in der Kindheit. Dennoch können traumatisierende frühe Verluste von anderen Traumatisierungen wie körperlicher oder sexueller Gewalt sicher und gut differenziert werden. Diese sind auf die eigene Person, jene – traumatisierende Verlusterfahrungen – sind immer auch auf einen anderen Menschen, sprich: den Verstorbenen bezogen.

Beachte!

Nicht selten werden frühe Verluste von Klienten als unerheblich oder als wenig prägend eingeschätzt. Es ist sehr wohl möglich, dass ein früher Verlust weitgehend konstruktiv transformiert und integriert wurde. Andererseits sollte nicht vorschnell die Einschätzung des Klienten übernommen werden. Einige diagnostische Fragen zu der frühen Verlustsituation und der nachfolgenden Zeit können klären, wie massiv der Verlust damals war und welche Auswirkungen er zumindest damals für das Kind und den Jugendlichen hatte. Gibt es des Weiteren strukturelle Ähnlichkeiten zwischen den damaligen Reaktionen bzw. Bewältigungsversuchen und den heutigen aktuellen Themen, kann von einem durchaus prägenden frühen Verlust ausgegangen werden. Den Klienten sollte dies erläutert und zur Prüfung vorgelegt werden.

Exkurs:

Familienangehörige, die vor der Geburt des Betroffenen verstorben sind

Nicht selten werden in der Beratung oder Psychotherapie Verluste thematisiert, die im Familiensystem vor der Geburt des Klienten stattfanden. Der in der Regel schwerste Fall ist der Tod eines Geschwisters vor der Geburt des Klienten; gravierend ist häufig auch der Tod eines Großelternteils vor der Geburt des Klienten; eine sehr seltene, dann aber sehr belastende Situation ist der Tod des Vaters, der nach der Zeugung des Kindes noch vor dessen Geburt stirbt.

Zwar erleben die Klienten nicht den Tod dieses Familienmitgliedes, die Folgen dieses Verlustes gleichen aber in vielem dem miterlebten Verlust eines Familienmitgliedes. So ist beispielsweise die vor der Geburt des Betroffenen verstorbene Schwester im Familiensystem – auch wenn sie verschwiegen oder an den Rand gedrängt wird – als unbekannte Abwesende präsent. Oft wird das Bild des Verstorbenen über Erzählungen oder Fotos an das Kind vermittelt. Ist dies nicht der Fall, ist das nachgeborene Kind ganz auf seine Fantasien angewiesen, sodass eine fantasierte, aber gleichwohl wirksame Gestalt entsteht. Das Kind muss sich in jedem Fall mit dem vor seiner Geburt Verstorbenen auseinandersetzen und eine innere Beziehung zu ihm finden. Dies ist praktisch immer eine komplizierte, oft blockierende Beziehung, die dann in der nachholenden Trauer- und Beziehungsarbeit bearbeitet werden muss. Genauso ist die offen oder verdrängt gelebte Trauer der Familienmitglieder in der familiären Atmosphäre als sogenannte systemische Trauer (vgl. Abschn. 5.1) präsent und wird vom nun dazukommenden Kind über seine Spiegelneuronen übernommen. Auch wenn es meist keine intensive Trauer um den vor der Geburt Verstorbenen selbst gibt, so muss doch die übernommene Trauer bearbeitet werden (vgl. Abschn. 7.2). In den hier beschriebenen Situationen kann mit den in diesem Buch vorgestellten Methoden gearbeitet werden.

Literarisch werden die Auswirkungen eines familiären Verlustes vor der eigenen Geburt von Hanns-Josef Ortheil in seinem Buch *Die Erfindung des Lebens* (2009) eindrücklich dargestellt. Vor seiner Geburt verstarben vier seiner Brüder. Seine Mutter verstummte daraufhin, auch er selbst sprach nicht vor dem siebten Lebensjahr. Als Junge lebte er in einer symbiotisch anmutenden Beziehung zu seiner Mutter und in einem mutistisch erscheinenden Rückzug. Es ist nicht nur spannend, sondern berührend zu lesen, wie der Heranwachsende über die Kunst der Musik und des Schreibens zu sich und dabei einen eigenen erfolgreichen Weg findet.

2.2.3 Diagnostische Abklärungen der damaligen Verlustsituation

Wird im Gesprächsprozess ein früher Verlust deutlich, dann braucht es das Einverständnis des Klienten, sich näher mit dieser Thematik zu befassen. Bei einer Zustimmung wird er gebeten, den Verlust knapp und den Fakten nach zu erzählen. Dabei ist darauf zu achten, dass er noch nicht emotional in die Verlustsituation von damals hineingeht. Dabei ist es hilfreich, wenn er in dritter Person erzählt, was der Junge (oder das Mädchen) damals beim dem Tod des nahen Familienmitglieds erlebt hat.

Sollten beim Erzählen Trauergefühle aufsteigen, werden sie als angemessen gewürdigt. Das diagnostische Gespräch bleibt aber weiter auf der Ebene der faktischen Vorgänge der damaligen Verlustsituation. Dieses Vorgehen wird dem Klienten psychoedukativ erläutert. Dabei wird darauf hingewiesen, dass zu einem späteren Zeitpunkt auf die Gefühle des trauernden Kindes von damals eingegangen wird.

In der diagnostischen Abklärung werden Fragen gestellt:

- *Zur Situation vor dem Tod des Angehörigen:* Hat das Kind oder der Jugendliche eine längere Erkrankung oder Pflegebedürftigkeit des verstorbenen Familienmitgliedes miterlebt?
- *Zu den Todesumständen:* Wurde der Tod miterlebt, oder wurde der Verstorbene zum Beispiel nach einem Suizid von dem Klienten damals aufgefunden? Wie hat das Kind vom Tod des Angehörigen erfahren? Wer war dabei und hat wie für das Kind gesorgt?
- *Zur Situationen unmittelbar nach dem Tod, insbesondere auch zur Bestattung:* Zentral ist hier die Frage, ob das Kind oder der Jugendliche den Verstorbenen noch einmal sehen konnte. Welche Abschieds- und Beziehungsrituale gab es damals? Wie wurde das Kind dabei von Erwachsenen begleitet und unterstützt? War das Kind oder der Jugendliche bei der Bestattung dabei, und wie wurde sie erlebt?
- *Zum Erleben des Kindes oder Jugendlichen:* Welche ersten Reaktionen, Körperempfindungen und Gefühle hat das Kind oder der Jugendliche in der Verlustsituation erlebt? Welche Gefühle von Verwirrung, Schock- und Rückzugsreaktionen zeigten sich damals? Wie wurden Schmerz und Trauer erlebt und zugelassen? Gab es in der Trauerreaktion einen stillen Rückzug oder ein Agieren der Trauer?
- *Zur Trauerreaktion der Angehörigen und zu ihrer Unterstützung für das Kind oder den Jugendlichen:* Wie haben die verbleibenden Familienangehörigen auf den Tod des Familienmitgliedes reagiert? Wie haben sie ihre Trauer gezeigt oder vermieden? Waren sie so sehr mit der eigenen Trauer beschäftigt, dass sie das Kind oder den Jugendlichen bei seinem Trauer- und Beziehungsprozess nicht unterstützen konnten?
- *Zur narrativen und symbolischen Präsenz des Verstorbenen in der verbleibenden Familie:* Wurde über den Verstorbenen geredet, oder war er tabuisiert? Stand er übermächtig im Zentrum der

Restfamilie, oder wurde er verdrängt? Gab es Fotos von ihm und Rituale, die ihn in der Familie zum Beispiel an seinem Geburtstag vergegenwärtigten? Bekam der Verstorbene einen gewürdigten und zugleich begrenzten Platz im Familiensystem?
- *Zur familiären Situation nach dem Tode des Angehörigen:* Welche Veränderungen der Familienstruktur ergaben sich durch den Tod des Familienangehörigen? Welche Aufgaben übernahm das trauernde Kind oder der Jugendliche in dieser veränderten Familienstruktur? Musste das Kind oder der Jugendliche für den verbleibenden Elternteil den Partner oder für die Eltern das verstorbene Kind ersetzen?

Natürlich lassen sich entsprechend der jeweiligen Verlustsituation viele weitere Fragen stellen. Ziel dabei ist es, dass man mit wenigen, aber gezielten Schlüsselfragen auskommt, um die Schwere des frühen Verlustes, die Konsequenzen für die weitere Entwicklung des betroffenen Kindes und Jugendlichen und die ursächliche Beteiligung an der aktuellen Symptomatik abschätzen zu können.

2.2.4 Diagnostische Abklärungen der Beziehung zum Verstorbenen

Entsprechend dem hier vorgestellten hypnosystemischen Traueransatz gehört zur diagnostischen Abklärung eine Beziehungsdiagnostik, in der Folgendes abgeklärt wird:

- Wie war die Beziehung des Kindes oder Jugendlichen zum Verstorbenen vor dessen Tod? Wie nahe und intensiv war diese Beziehung? Gab es zu Lebzeiten des Verstorbenen Störungen oder Konflikte in dieser Beziehung?
- Welche Erinnerungen an den Verstorbenen gibt es? Diese Erinnerungen werden abgerufen und durch genauere Befragung dem Erleben zugänglich gemacht.

Beachte!

Positive Erinnerungen an den Verstorbenen und an gemeinsame Erlebnisse des Kindes oder Jugendlichen mit ihm werden schon in der diagnostischen Phase genauer eruiert und dem Erleben zugänglich gemacht. Diese Erinnerungen stärken die Beziehung zum Verstorbenen, die dann eine Ressource insbesondere für die später erfolgende schmerzliche Realisierungsarbeit wird.

- Konnte das Kind oder der Jugendliche den Verstorbenen nach dessen Tod noch einmal sehen und ihm nahe sein? Welche hilfreichen Rituale gab es bei dieser letzten Begegnung? Wurde das Kind oder der Jugendlich ermutigt und darin unterstützt, in dieser Situation eine innere Beziehung zum Verstorbenen zu finden (vgl. Abschn. 6.3)?
- Hat das Kind oder der Jugendliche eine innere Beziehung zum Ego-State des Verstorbenen gefunden? Welche Rituale und bildhaften Vorstellungen hat das Kind oder der Jugendliche damals entwickelt? Wie nahe oder distanziert war die innere Beziehung zum Ego-State des Verstorbenen?
- Gab es Störungen in der inneren Beziehung des Kindes oder Jugendlichen zum Ego-State des Verstorbenen, insbesondere durch Schuldgefühle oder die Wut auf den Verstorbenen?
- Wie hat sich die innere Beziehung zum Ego-State des Verstorbenen in der Biografie des Klienten bis heute entwickelt? Wie sieht heute die innere Beziehung zum Ego-State des Verstorbenen aus? Gibt es hier einen Zusammenhang mit der aktuellen Lebensthematik oder Symptomatik des Klienten?

Die Fragen zur inneren Beziehung in der diagnostischen Phase dienen auch dazu, diese innere Beziehung überhaupt wahrzunehmen, sie als Teil des Verlustprozesses zu sehen und ihre innere Dynamik zu verstehen. Das emotionale Erleben der inneren Beziehung wird dann erst im weiteren Therapieverlauf aktiviert.

2.2.5 Diagnostische Abklärungen bezüglich der biografischen Entwicklung bis heute

Nun wird die weitere Entwicklung des Kindes oder Jugendlichen über die bekannten Entwicklungsphasen seit der Verlustsituation bis heute abgeklärt. Wichtig dabei ist, sich nicht in biografischen Details zu verlieren, sondern den roten Faden, ausgehend von der Verlusterfahrung, bis zur aktuellen Symptomatik im Gespräch aufzufinden und deutlich zu machen:

- Gab es unmittelbare Auswirkungen und Belastungen in Bezug auf das Alltagsleben des Kindes oder Jugendlichen im ersten Jahr nach der Verlusterfahrung? – Häufig zeigt sich eine Verschlechterung in der Schule oder ein Rückzug aus der Familie.

- Gab es dauerhafte Veränderungen in der Entwicklung des Kindes oder Jugendlichen wie zum Beispiel einen psychosozialer Rückzug oder das Vermeiden von Beziehungen?

Beachte!

Die biografische Entwicklung des Kind-Ego-States wird natürlich nicht nur durch die Verlusterfahrung und ihre Folgen, sondern auch durch andere Lebens- und Familienumstände geprägt. So kann eine belastende Familienkonstellation schon vor dem Tod oder auch erst nach dem Tod des nahen Angehörigen prägend gewesen sein. Auch andere – zum Beispiel traumatisierende – Erfahrungen müssen bei dem Blick auf die biografischen Entwicklungen beachtet werden. Für eine umsichtige diagnostische Abklärung müssen auch diese anderen möglichen prägenden, bisweilen destruktiven Erfahrungen erfragt und festgehalten werden. Sollten massive andere biografische Erfahrungen sehr wichtig sein, werden sie später eigens bearbeitet.

- Gab es konkrete Symptome wie Einnässen oder Nägelkauen, die als Ausdruck des Trauer- und Beziehungsprozesses zu verstehen sind? Welche Trauer- und Beziehungsthemen realisieren sich in diesen Symptomen des Heranwachsenden?
- Gibt es durchgängige biografische Themen im Sinne von Lebensskripten, die ihren Ausgang in der Verlustsituation nahmen und sich wie ein roter Faden durchs weitere Leben zogen?

Die diagnostische Abklärung der weiteren psychischen Entwicklung des Kindes oder Jugendlichen dient vor allem dazu, die Zusammenhänge zwischen der Verlustsituation damals und der heutigen Symptomatik oder Thematik aufzuklären.

2.2.6 Verträge in der nachholenden Trauer- und Beziehungsarbeit

Wird die Beratung oder Therapie mit dem Wunsch nach nachholender Trauerarbeit aufgesucht, wird der Wunsch gewürdigt, und die damit verbundenen Ziele werden abgefragt. Dabei zeigt sich meist schnell, dass neben dem Nachholen einer nicht gelebten Trauer eine Arbeit an der Beziehung zum Verstorbenen nötig ist, damit die eingebrachten Ziele auch tatsächlich realisiert werden können. Dies wird den Klienten frühzeitig erklärt, und es wird zunächst die oben beschriebene diagnostische Phase von ein bis zwei Sitzungen eingeleitet. Kommt das Verlustthema erst durch die therapeutische Arbeit unerwartet zur Sprache, wird zuerst ein Erkundungsvertrag angeboten. Diesem Erkundungsvertrag entsprechend wird nun nach möglichen Zusammenhängen des erstmals oder erneut bewusst gewordenen Verlustes mit den in der Beratung oder Therapie bearbeiteten Themen gesucht. Zeigen sich dieses Zusammenhänge zwischen dem frühen Verlust und der aktuellen Symptomatik, wird der Klient gefragt, ob er dies im Rahmen einer nachholenden Trauer- und Beziehungsarbeit bearbeiten möchte.

Die in der nun anschließenden Vertragsarbeit zu erstellenden Verträge orientieren sich an den in Kapitel 1 beschriebenen drei Einladungshorizonten. Sie umfassen bei der nachholenden Trauer- und Beziehungsarbeit die Realisierungsarbeit, die Arbeit an der inneren Beziehung zum Ego-State des Verstorbenen und die Arbeit am weitergehenden Leben, in dem es wieder Glück geben darf. Die Verträge in der nachholenden Trauer- und Beziehungsarbeit werden allerdings auf die Zeit des Verlustes, der damals statt gefundenen hat, und auf die Zeit der nachfolgenden Entwicklung des Kindes oder Jugendlichen bis hin zu den Auswirkungen auf die heutigen Themen und Symptome bezogen. Die Verträge umfassen in der Regel umfassen folgende Aspekte:

- Die *Arbeit an dem Verlusterleben des Kindes und Jugendlichen damals* in und nach der Verlustsituation, sodass die Klientin heute noch einmal den damals blockierten oder vermiedenen Schmerz und die Trauer zulassen kann mit dem Ziel, dass die Verlustgefühle heute abfließen und sich damit lösen können.
- Die *Arbeit an den sekundären Verlusten* mit dem Ziel, zu spüren, was das Kind damals von den engen Bezugspersonen gebraucht hätte. Auch hier wird die Trauer darüber, was das Kind damals nicht bekommen hat, zugelassen. Zugleich wird dem Kind-Ego-State in der Beelterungsarbeit (vgl. Kap. 4) die damals fehlende tröstende und stärkende Begleitung gegeben.
- Die *Arbeit an der inneren Beziehung zum Verstorbenen* in der Weise, dass zunächst überhaupt eine innere Beziehung einschließlich der Installation eines sicheren Ortes für den Ego-State des Verstorbenen erlaubt, ermöglicht und angeleitet wird. Häufig gilt es auch, offene Themen und Störungen in der Beziehung zum Ego-State des Verstorbenen nachträglich zu klären, sodass der Klient mit seinem Kind-Ego-State in der inneren Beziehung

eine sichere und zugleich freie Beziehung zum Ego-State des Verstorbenen findet. Fast immer muss an der Lösung der kindlichen Schuldgefühle und der berechtigten Wutgefühle des Kindes oder Jugendlichen gearbeitet werden.
- Die *Arbeit am weitergehenden Leben nach dem Verlust* in der Weise, dass die im Verlust entstandenen einschränkenden Schlussfolgerungen, Trauerskripte und Entwicklungsstillstände gelöst werden, sodass auch die heutigen Symptome eine Lösung finden können. Damit wird heute ein freies und befriedigendes Leben trotz des Verlustes in der Kindheit und Jugendzeit möglich.

Diese Verträge werden natürlich entsprechend der jeweiligen besonderen Verlustsituation und den daraus folgenden Problemen des Klienten formuliert. Bei der Erarbeitung der Verträge in den ersten beiden Sitzungen übernimmt die Therapeutin eine aktive Rolle, häufig auch dergestalt, dass die möglichen Arbeitsziele der nachholenden Trauer- und Beziehungsarbeit angeboten werden und eine Zustimmung des Klienten eingeholt wird.

Für das Fallbeispiel 4, »Eifersucht als Sehnsucht nach der früh verstorbenen Mutter«, bei dem der Ehemann seine Mutter mit zwei Jahren verloren hat, sieht ein ausformulierter Vertrag so aus:

- »Ich will noch einmal zusammenfassen, welche Ziele wir für unsere Zusammenarbeit entwickelt haben. Wir werden die Verlustsituation und das Erleben des Jungen von damals noch einmal – zunächst aus der Distanz – anschauen. Dabei werde ich Sie beziehungsweise den Jungen in Ihnen begleiten, sodass der Schmerz und die Trauer des vierjährigen Jungen von damals heute abfließen und sich lösen können. Wir werden dann daran arbeiten, dass der Junge und Sie heute eine gute innere Beziehung zu Ihrer verstorbenen Mutter finden können mit dem Ziel, dass Sie sich heute auch in der Beziehung zu Ihrer Frau sicher und frei fühlen können.«

Bei diesem Vorlegen der Vertragsformulierung wird auf eine – insbesondere auch körpernahe unwillkürliche – Zustimmung geachtet und nochmals explizit gefragt:

- »Stimmt das so für Sie?«

Bei einer Zustimmung wird der Vertrag ratifiziert:

- »Gut, dann ist das jetzt unsere Arbeitsbasis. Vielleicht werden sich die Ziele je nach Verlauf unserer Arbeit noch ein wenig verändern oder differenzieren.«

Der Therapeut greift in jeder Sitzung aktiv Aspekte des Vertrages auf oder weist auf noch offene Themen hin, sodass eine fortschreitende Arbeit als Transformation und Lösung in Richtung der formulierten Verträge gewährleistet wird. Des Weiteren müssen natürlich die Vereinbarungen zu Sitzungsdauer und -häufigkeit, zur möglichen Dauer und Finanzierung der Therapie oder Beratung getroffen werden.

2.2.7 Psychoedukation über Ansatz, Methoden und Prozess der nachholenden Trauer- und Beziehungsarbeit

Den Abschluss der einleitenden Diagnose- und Vertragsphase bildet die Aufklärung der Klientinnen über folgende Themen:

- Grundlagen des hypnosystemischen Trauer- und Beziehungsansatzes
- Grundlagen des Ego-State-Ansatzes (vgl. Kap. 3)
- Erläuterung der hypnotherapeutischen Methoden wie Nutzung von Trance und Tiefenentspannung und die Arbeit mit Imaginationen (vgl. Kap. 3)
- Erfolgsaussichten und Risiken der therapeutischen Arbeit an frühen Verlusten.

Zu jedem dieser genannten Punkte wird das Einverständnis der Klienten eingeholt. Die Zustimmung zu diesen Punkten stärkt das therapeutische oder beraterische Arbeitsbündnis.

2.2.8 Therapieplanung und Therapiesteuerung

Ausgehend von den vereinbarten Therapie- oder Beratungsverträgen, wird nun der Prozess der nachholenden Trauer- und Beziehungsarbeit gestartet. In der Regel umfasst dieser Prozess zehn bis 15 Sitzungen. In vielen Fällen genügen auch bis zu zehn Sitzungen, weil sehr häufig über die lange Zeit seit dem frühen Verlust meist unbewusste Heilungsprozesse wirksam waren und der frühe Verlust nicht mehr so massiv erlebt wird.

Beachte!

Die Frage, ob nachholende Trauer-und Beziehungsarbeit eine Beratung oder Psychotherapie darstellt, ist zweitrangig. Da nachholende Trauer- und Beziehungsarbeit in der Regel nicht mehr als zehn bis 15 Sitzungen erfordert, kann sie durchaus im Rahmen einer Beratung oder Kurztherapie erfolgen. Da in der nachholenden Trauer- und Beziehungsarbeit mit psychotherapeutischen Methoden und Prozessen gearbeitet wird, kann sie zugleich auch als Psychotherapie verstanden werden.

Die nachholende Trauer- und Beziehungsarbeit umfasst folgende Phasen und Abschnitte, die in diesem Buch jeweils in einem eigenen Kapitel dargestellt werden:

- diagnostische Phase und Vertragsarbeit (1.–2. Sitzung; Kap. 2)
- Psychoedukation über theoretische und methodische Grundlagen der hypnosystemischen nachholenden Trauer- und Beziehungsarbeit (2.–3. Sitzung; Kap. 3)
- Beelterungsarbeit für die trauernden Kind-Ego-States und Installation hilfreicher Orte für die Kind-Ego-States (4.–5. Sitzung; Kap. 4)
- nachholende Realisierungsarbeit für die trauernden Kind-Ego-States (6.–8. Sitzung; Kap. 5)
- nachholende Beziehungsarbeit zwischen den Kind-Ego-States und den Ego-States des Verstorbenen (9.–11. Sitzung; Kap. 6).

Beachte!

Im Therapieprozess sind Realisierungs- und Beziehungsarbeit eng miteinander verflochten. Häufig schwingt der Prozess zum Beispiel zwischen dem Spüren der Trauer und dem Spüren der Verbundenheit mit dem Ego-State des Verstorbenen in einer Sitzung mehrmals hin und her.

- nachholende hypnosystemische Therapie des verbleibenden Familiensystems (12.–13. Sitzung; Kap. 7)
- nachholende Entwicklung der Kind-Ego-States und Lösung der aktuellen Symptomatik (14.–15. Sitzung; Kap. 8).

Die Therapeutin gestaltet den Therapieprozess aktiv und achtet darauf, dass die hier benannten Themen bearbeitet werden. Sie schlägt den Klienten aktiv die zu bearbeitenden Themen vor, sodass der Prozess im emotionalen Fluss bleiben kann. Das Ziel eines fließenden Trauer- und Beziehungsprozesses wird immer wieder neu als Einladung für den nächsten Prozessschritt konkretisiert und umgesetzt. Natürlich werden auftretende Stillstände im Prozess berücksichtigt und entsprechend bearbeitet.

3 Hypnosystemische Ego-State-Therapie in der nachholenden Trauer- und Beziehungsarbeit

3.1 Der hypnosystemische Ego-State-Ansatz als Grundlage der nachholenden Trauerarbeit

3.1.1 Der Überblick über verschiedene Ego-State-Ansätze

Fallbeispiel 6: Der plötzlich verschwundene Vater

Eine 48-jährige Klientin kommt mit der Frage, ob die Veränderungen, die sie in den letzten beiden Jahren an sich erlebt hat, mit dem Tod ihres 64-jährigen Vaters vor 37 Jahren zusammenhängen und ob die Bearbeitung des Verlustes hilfreich sein könnte. Sie hatte festgestellt, dass sie kaum mehr zu Bestattungen auch von fernerstehenden Bekannten oder hochbetagten Angehörigen gehen konnte, weil sie von intensivem Schmerz, der offensichtlich nicht zu dem Anlass passte, überflutet wurde. Plötzlich auftretende leichte Herzrhythmusstörungen – ihr Vater war an einem Herzinfarkt gestorben – ängstigten sie sehr. Zudem wurde Bluthochdruck festgestellt, der ebenso wie die Herzrhythmusstörungen von verschiedenen Ärzten als »psychosomatisch« eingeschätzt wurde. Schließlich bemerkte die Klientin, dass sie bei ganz normalen Abwesenheiten ihrer 16-jährigen Tochter und ihres 19-jährigen Sohnes von massiven Verlustängsten, die sich als Panikattacken manifestierten, heimgesucht wurde.

In ihren Verlustängsten fühlt sich die Klientin an die Verlustsituation als elfjähriges Kind erinnert. Ihr Vater wurde nach starken Beschwerden im Brustraum vom Krankenwagen abgeholt, und das Mädchen schaute dem wegfahrenden Krankenwagen voller Ängste nach. Der Vater verstarb am selben Tag im Krankenhaus. Das Mädchen durfte den Vater im Sarg nicht mehr sehen und nicht an der Bestattung teilnehmen. Schon beim distanzierten Erzählen dieser Verlustsituation zeigt sich bei der Klientin das Erleben des elfjährigen Mädchens. Einige behutsame Fragen zu den Details führen sie weiter in den gefühlten Zustand des Mädchens von damals. Sie ist gewissermaßen jetzt das elfjährige Mädchen, sie ist also aktuell im Ego-State des Kindes von damals.

Dieses Beispiel zeigt, dass nachholende Trauer- und Beziehungsarbeit immer Ego-State-Therapie mit dem trauernden Kind oder Jugendlichen von damals sein muss. Von daher wird deutlich, dass dieser Ansatz bestens für die nachholende Trauer- und Beziehungsarbeit geeignet ist, zumal auch die Gestalt des Verstorbenen als eigener Ego-State verstanden werden kann.

Ich greife hier verschiedene aktuelle Ego-State-Ansätze auf, ohne im Rahmen dieses Buches eine Theoriediskussion (differenziert und ausführlich dazu Peichl 2007a, b) führen zu wollen.

Folgende Ansätze – auf Vollständigkeit der Darstellung sei hier verzichtet – werden in dem hier dargestellten Ego-State-Ansatz im Rahmen der nachholenden Trauer- und Beziehungsarbeit integriert:

- *Ego-State-Ansatz der Transaktionsanalyse:* Der wohl erste fundierte, schon damals aus der frühen Hirnforschung herkommende und ausgeführte Ego-State-Ansatz stellt die von Eric Berne begründete Transaktionsanalyse (vgl. Hennig u. Pelz 2002) dar. Er unterscheidet drei Cluster von Ego-States. Zunächst beschreibt er den Ego-State, der sich auf das Hier und Jetzt bezieht und der das aktuelle Erleben einschließlich der aktuellen Fähigkeiten und Ressourcen umfasst, also den Erwachsenen-Ego-State. Dann beschreibt er die Ego-States, die aus der Biografie – als damals selbst erlebte emotionale Zustände mit selbst entwickelten Mustern – stammen, die sogenannten Kind-Ego-States, missverständlich oft auch als Kind-Ichs bezeichnet. Dabei ist selbstverständlich klar, dass verschiedene Kind-Ego-States aus verschiedenen Lebensaltern und Lebenssituationen heraus zu erarbeiten sind. Schließlich beschreibt Eric Berne Ego-States, die durch die Internalisierung verschiedener Bezugspersonen im Äußeren, beispielsweise die Eltern, entstanden sind; auch hier abgekürzt Eltern-Ichs genannt, wobei es die verschiedensten Eltern-Ego-States wie zum Beispiel die verschiedenen Ego-States der Mutter oder des Vaters zum Zeitpunkt der Geburt oder der Pubertät in der Biografie des Betroffenen gibt. Ein wichtiger Aspekt dieses Ansatzes ist die Skripttheorie, der zufolge im Kind-Ego-State als Überlebensstrategien Lebensskripte gebildet werden.
- *Ego-State-Ansatz der Schematherapie:* Die Schematherapie, begründet von Young (vgl. Young u. Klosko 2005), übernimmt zwar viele Grundgedanken aus der Transaktionsanalyse und vertieft die Analyse der grundlegenden Lebensthemen, hier als Schemata bezeichnet, trägt aber aus meiner Sicht wenig grundsätzlich Neues dazu bei. Auf den 18 beschriebenen Schemata – wie zum Beispiel dem Schema der emotionalen Vernachlässi-

gung oder der Abhängigkeit und Inkompetenz – beruhen dann die Modi, die am ehesten den Ego-States entsprechen. Hier werden die Kind-Modi wie des vulnerablen oder ärgerlichen Kindes, die dysfunktionalen Eltern-Modi wie die der strafenden oder fordernden Eltern, früh erworbene maladaptive Bewältigungs-Modi und schließlich integrative adaptive Modi wie die des gesunden Erwachsenen oder des glücklichen Kindes genannt. Zwar werde ich im Weiteren nicht auf die Schematherapie zurückgreifen, dennoch kann die hier vorgestellte nachholende Trauer- und Beziehungsarbeit auch mit den theoretischen und methodischen Grundlagen der Schematherapie durchgeführt werden (vgl. dazu auch Köster u. Schmucker 2016).

- *Ego-State-Ansatz von Watkins und Watkins und Nachfolgern:* Die beiden Autoren greifen ähnlich wie Eric Berne auf die grundlegenden Arbeiten von Paul Federn zurück (vgl. Watkins u. Watkins 2003, S. 29 ff.) und verorten die Entstehung von problemerzeugenden Ego-States schwerpunktmäßig in dissoziativen Prozessen bei traumatischen Erfahrungen. Diese Ego-States entstehen als Anpassungs- und Bewältigungsreaktionen in einer traumatisierenden Situation. Die Ego-States sind untereinander unterschiedlich klar differenziert bis hin zu multiplen Persönlichkeiten, in denen die Ego-States voneinander dissoziiert sind und unabhängig voneinander agieren. Das besondere Verdienst von Watkins und Watkins besteht meines Erachtens darin, dass sie als Erste einen eigenen Ansatz einer Ego-State-Therapie entwickelt und ihn mit der Hypnotherapie verbunden haben. Die Ego-States sind am besten zugänglich über Tranceprozesse. Die von Watkins und Watkins entwickelten Methoden für die Ego-State-Therapie, wie zum Beispiel die Arbeit mit der Affektbrücke, fließen hier in die nachholende Trauer- und Beziehungsarbeit ein. In Deutschland haben Woltemade Hartmann und Kai Fritsche (2010), Kai Fritsche (2013) und Jochen Peichl (2007b) diesen Ansatz bekannt gemacht und weitergeführt.
- *Systemische und hypnosystemische Ego-State-Ansätze:* Die Ego-State-Ansätze wurden später vor dem Hintergrund des systemischen Denkens erweitert. Bekannt sind der Ansatz der inneren Familie (Schwartz 1997), des inneren Parlamentes (Schmidt 2004), des inneren Teams (Schultz von Thun 1999) oder des inneren Systems (Peichl 2016). Schmidt hat in seinem

hypnosystemische Ansatz die Hypnotherapie, Peichl in seinem hypnoanalytischen Ansatz das psychoanalytische Denken mit dem systemischen Denken verbunden. Die Ego-States einer Person bilden danach ein internales System und sind untereinander in kommunikativem Austausch. Hypnosystemisch verstanden, »hypnotisieren« sich die Ego-States wechselseitig und laden sich also über ihren kommunikativen Austausch zu Tranceprozesse ein (Schmidt 2004). So gesehen, gibt es keinen Unterschied zwischen dem internalen System einer Person und einem konkreten System in der Außenwelt. Wie jedes System versucht auch das internale System einer Person durch Selbstorganisation mit den Anforderungen der Umwelt zurechtzukommen. Es sucht dabei zunächst nach einem inneren Gleichgewicht, der Homöostase, die zugleich langfristig eine Entwicklung ermöglicht. Das innere System der Ego-States eines Kindes oder Jugendlichen ist nun mit dem Tod eines nahen Angehörigen in einer besonderen Weise herausgefordert.

- *Psychoanalytische Objektbeziehungstheorien:* Die auf Melanie Klein zurückgehenden und dann insbesondere von Otto Kernberg (1981) weitergeführte psychoanalytische Objektbeziehungstheorie kann zwar nicht als Ego-State-Ansatz bezeichnet werden, liefert aber ein vertieftes Verständnis der Beziehungen zwischen Säugling und Kleinkind einerseits und den Eltern als externalen Objekten andererseits. Die Eltern und die mit ihnen verbundenen Beziehungserfahrungen werden internalisiert, und das Kleinkind entwickelt in der Beziehung zu ihnen über das Körpererleben und die dann einsetzende Fähigkeit zur Mentalisierung ein eigenes Selbst (Fonagy u. Gergely 2015). Die primären Bezugspersonen sind tief in die jeweilige Person eingeschrieben und gehören zum Selbsterleben eines Kindes. Ein früher Verlust von Großeltern, Eltern oder Geschwistern ist, so verstanden, immer auch ein Verlust von großen Teilen des eigenen Selbst, des eigenen Selbstverhältnisses und Selbstverständnisses und damit eine grundlegend erschütternde und prägende Selbsterfahrung.

3.1.2 Definition von Ego-States und ihrer Funktion bei einem frühen Verlust

Wenn wir die verschiedenen theoretischen Ansätze in der Definition und im Verständnis von Ego-States zusammenführen, dann lässt sich folgende Definition eines Ego-States festhalten:

- Ein Ego-State ist zu verstehen als ein kohärentes Erlebens- und Verhaltenssystem, das um ein emotionales und motivationales Zentrum organisiert ist. Der Ego-State ist also relativ klar abgrenzbar und durch ganz spezifische Gefühle gekennzeichnet, die in einer damaligen Situation und Beziehung erlebt wurden, dorthin gehören und jetzt erneut zu spüren sind. Die Gefühle wiederum weisen auf spezifische Bedürfnisse und ihre Versagung und Verletzung hin. Im Zentrum eines Ego-States stehen also Bedürfnisse, sodass ein Ego-State seine zentrale Funktion darin hat, Bedürfnisse zu äußern und zu realisieren. Die Ego-States sind als zusammenhängende und differenzierte neuronale Netzwerke im Gehirn gespeichert. Für die psychotherapeutische Arbeit gilt es, die für den Beratungs- oder Therapieprozess relevanten Ego-States herauszukristallisieren und zu einem heilsamen Transformationsprozess einzuladen.

Das klingt theoretisch komplizierter, als es in der Praxis ist. Hier fragt man nach dem Kind von damals in einer bestimmten Situation und lässt imaginativ ein Bild von diesem Kind entstehen. Ähnliches gilt für den übernommenen Ego-State des Verstorbenen. Die Therapeutin fragt nach einem Erinnerungsbild oder nach einer Fotografie vom Verstorbenen. Auch hier ist dann in der Regel dieser internalisierte Ego-State sofort präsent, sodass mit ihm gearbeitet werden kann.

Für die nachholende Trauer- und Beziehungsarbeit brauchen wir fünf Klassen von Ego-States. Jede Klasse der Ego-States besteht aus vielen verschiedenen Ego-States. Deshalb wird im Plural von den jeweiligen Ego-States gesprochen. Für die jeweilige Klasse wie z. B. Kind-Ego-States oder die Ego-States des Verstorbenen wird vereinfachend manchmal auch der Singular gebraucht. Ebenso wird der Singular benutzt, wenn in einer Situation ein ausgewählter Ego-State bezeichnet wird.

- *Ego-States des Kindes oder Jugendlichen:* Zuerst sind die Kind-Ego-States zu nennen, die aus der Zeit vor dem Tod des nahen Angehörigen und aus der Beziehung zu ihm zu seinen Lebzeiten stammen. Dann werden Kind-Ego-States aus der Zeit der Verlusterfahrung mit den spezifischen Trauer- und Beziehungsgefühlen zum Verstorbenen gebildet. Und schließlich sind die Kind-Ego-States aus den nachfolgenden Jahren nach dem Verlust zu berücksichtigen.

- *Ego-States des Verstorbenen:* Zuerst sind die Ego-States des Verstorbenen herauszuarbeiten, die über die Introjektion des Angehörigen zu seinen Lebzeiten entstanden sind. Wir können sie als Introjekte, die über die Spiegelneuronen internalisiert wurden, verstehen. Das Kind oder der Jugendliche hat den nahen Angehörigen bis zu dessen Tod über die Spiegelneuronen als eigenen Ich-Zustand nach innen genommen. Auch der abwesende Verstorbene und die Vorstellungen, die das Kind oder der Jugendliche von dessen imaginativer und symbolischer Existenz hat, bilden einen eigenen Ego-State des Verstorbenen.
- *Ego-States der verbleibenden Angehörigen:* Sie sind ebenfalls als Introjekte zu verstehen. Das Kind oder der Jugendliche hat die anderen Familienmitglieder schon vor dem Tod des nahen Angehörigen als eigene elterliche Ego-States internalisiert. In der Trauer- und Verlustsituation spielen die internalisierten Familienmitglieder eine zentrale Rolle bei der Frage, wie sie das Kind oder den Jugendlichen in seinem Schmerz oder seiner Trauer begleitet oder unterstützt haben.

Exkurs:

Spiegelneuronen und der Ego-State des Verstorbenen

Spiegelneuronen sind Nervenzellen, die im Gehirn während der Betrachtung eines externen Vorgangs die gleichen Potenziale auslösen, wie sie entstünden, wenn dieser Vorgang nicht nur passiv betrachtet, sondern selbst aktiv durchgeführt würde. Dies gilt nicht nur für einfache Handlungsabläufe, sondern auch für das emotionale Nachvollziehen der Gefühle von anderen, beobachteten Menschen. Deshalb sind die Spiegelneuronen die neuronale Basis für die Fähigkeit der Empathie. Auch emotional bedeutsame andere Menschen rufen Resonanzmuster über die Spiegelneuronen hervor (Bauer 2005, S. 86). Es entsteht dabei eine dynamische innere Abbildung dieser wichtigen Anderen, die aus ihren lebendigen Eigenschaften komponiert ist, wie seinen Vorstellungen, Empfindungen, Körpergefühlen, Sehnsüchten und Emotionen. Bauer (ebd.) schreibt in seinem bekannten Buch über die Spiegelneurone:

»Über eine solche innere Repräsentation einer nahestehenden Person zu verfügen heißt, so etwas wie einen weiteren Menschen in sich zu haben.«

Genau dies ist die Definition des elterlichen Ego-States des Verstorbenen oder des internalen Beziehungsobjektes des Verstorbenen, das in den Spiegelneuronen seine neurophysiologische Basis hat. Der Ego-State des Verstorbenen in der Zeit nach seinem Tod wird von den Trauernden in Analogie zu und in Ähnlichkeit mit dem introjizierten Ego-State einerseits und in Übernahme kultureller Prägungen wie zum Beispiel des Bildes eines Engels modelliert.

Beachte!

Viele Trauernde spüren und verstehen den Verstorbenen als reale Person, die sie zwar als internal erleben, aber der sie eine reale Existenz, wie zum Beispiel eine transzendente oder spirituelle Realität, zusprechen. Auch wenn dies in unserer – freilich begrenzten – wissenschaftlichen Sicht so nicht haltbar ist, muss in der Trauer- und Beziehungsarbeit eine solche Sichtweise der Trauernden als die für sie gültige Realität akzeptiert werden. Manche Trauernde konzeptualisieren den Verstorbenen als eine internale Repräsentanz, was der hier vertretenen psychologischen Sichtweise entspricht. Die psychotherapeutische Arbeit mit dem Verstorbenen als innere Repräsentanz bleibt in beiden Fällen dieselbe.

- *Ego-State des erwachsenen Klienten:* Dieser Ego-State befindet sich im Hier und Jetzt mit seinen Kognitionen, Gefühlen, Kenntnissen, Erfahrungen, Fähigkeiten und gegenwärtigen Ressourcen. Der Erwachsenen-Ego-State ist der Prozessgestalter der nachholenden Trauer- und Beziehungsarbeit. Deshalb ist es sehr wichtig, dass er in den Beratungs- und Therapiesitzungen dezidiert, klar und eindeutig aktualisiert wird. Bevor die Arbeit mit den Kind-Ego-States beginnt, muss jedes Mal erneut sichergestellt sein, dass die Klientin im Erleben und über den Körper im Jetzt und Hier präsent ist und mit ihren aktuellen Fähigkeiten als Erwachsene verbunden ist.
- *Ressourcen-Ego-States als Unterstützer- und Begleitgestalten:* Hier sind zunächst die internalisierten Ego-States von damals wichtigen Bezugspersonen – wie eines Großelternteils für das trauernde Kind oder wie der Peers für den trauernden Jugendlichen – zu nennen. Sie werden über Erinnerungen aktualisiert und dann dem trauernden Kind-Ego-State an die Seite gestellt. Über das Unbewusste können weitere hilfreiche Unterstützer- und Begleitgestalten abgerufen, symbolisiert und an die Seite des trauernden Kind-Ego-States gestellt werden.

Für die nachholende Trauerarbeit ist es wichtig, die verschiedenen Ego-States jeweils klar herauszuarbeiten, der Imagination und dem Erleben zugänglich zu machen und sie deutlich voneinander zu unterscheiden. Nur so sind die Prozesse zwischen den Erwachsenen-Ego-States, den Ego-States des Kindes von damals und den Ego-States des Verstorbenen zu steuern. Die Ego-States können so zu Interaktionspartnern werden, die in einen heilsamen Kommunikationsprozess miteinander eintreten.

Beachte!

In der nachholenden Trauer- und Beziehungsarbeit haben wir es in der Regel nicht mit massiven Täterintrojekten zu tun. Sollte allerdings der Verstorbene – wie zum Beispiel der übergriffige Vater – zugleich ein Täter gewesen sein, muss mit ihm explizit auch als Täterintrojekt gearbeitet werden (Peichl 2007b).

Im therapeutischen Prozess beim Fallbeispiel 6, »Der plötzlich verschwundene Vater«, wurden verschiedene Ego-States des Mädchens aktualisiert: das elfjährige Mädchen, das dem wegfahrenden Krankenwagen nachschaut; das Mädchen, das die Überbringung der Todesnachricht erlebt; das Mädchen, das nicht zur Beerdigung gehen durfte; und das Mädchen, das später traurig am Grab des Vaters stand. Der Ego-State des Vaters wurde zunächst über sachliche Fragen zum Vater, dann über Fotografien und Erinnerungen an ihn vor seinem Tod aktualisiert mit dem Ziel, die Bedeutung des Vaters für das Mädchen herauszuarbeiten. Der Ego-State des verstorbenen Vaters, also das innere symbolische Bild von ihm, wurde dann von der Klientin imaginiert mit dem Ziel, ihn in Begegnungsprozessen auf der inneren Bühne als Gegenüber in einen Klärungsprozess mit der Klientin zu bringen.

3.1.3 Systemischer, hypnotherapeutischer und hypnosystemischer Ansatz in der Ego-State-Therapie bei einer Verlusterfahrung

Ein Kind oder Jugendlicher muss mit der sehr schmerzlichen Realität des Todes eines nahen Menschen zurechtkommen. Durch die Verlusterfahrung verändern sich die schon vorhandenen Ego-States, und es entstehen neue Ego-States wie der trauernde Kind-Ego-State und der Ego-State des Verstorbenen. Zudem müssen sich diese verschiedensten Ego-States untereinander neu organisieren und dabei ein neues

Verhältnis zu der durch den Tod veränderten Realität finden. Dazu kommt, dass durch den Verlust sich das Familiensystem und damit die innere Repräsentation des Familiensystems im Kind und Jugendlichen grundlegend verändern.

Die Person des trauernden Kindes und Jugendlichen, die insbesondere eine neue Beziehung zum Ego-State des Verstorbenen finden muss, stellt also ein komplexes internales System dar, das sich nach systemische Regeln in intensiven Tranceprozessen der Trauer und des Schmerzes organisiert. Dieser internale Organisationsprozess lässt sich am bestem mit dem hypnosystemischen Ansatz (Schmidt 2004, 2005), der systemisches und hypnotherapeutisches Denken integriert, beschreiben und verstehen. Folgende Schlüsselfragen ermöglichen einen Zugang zum internalen System der Person von trauernden Kindern und Jugendlichen, die nun eine neue Beziehung zur äußeren Realität, zum Ego-State des Verstorbenen und zum weitergehenden Leben entwickeln müssen:

- Welche Kind-Ego-States haben welche Beziehung zur Realität des Todes des nahen Angehörigen und seiner bleibenden schmerzlichen Abwesenheit?
- Welche Kind-Ego-States entstehen in der Verlustsituation neu und müssen als Bewältigungsversuch verstanden werden?
- Wie wird der Ego-State des Verstorbenen symbolisiert und verstanden, und welche Position und Beziehungen hat er im internalen System?
- Wie sehen die Beziehungen zwischen den Kind-Ego-States und den Ego-States des Verstorbenen aus, wie werden sie gestaltet und gelebt?
- Wie sehen die Beziehungen der Kind-Ego-States zum veränderten Familiensystem und zu den ebenfalls vom Verlust betroffenen Familienmitgliedern aus?
- Wie sehen die Beziehungen der Kind-Ego-States zum weitergehenden Leben aus, und wie gestalten sich ihre Entwicklung und ihre Beziehungen untereinander im Leben nach dem Verlust?

Der hypnosystemische Ego-State-Ansatz in der nachholenden Trauer- und Beziehungsarbeit arbeitet also mit dem komplexen internalen System der Person der Klientin, das sich damals in der Verlustsituation herausbilden musste und das in seinen Grundstrukturen bis heute erhalten geblieben und bei der Entstehung der aktuellen Thematik und Symptomatik der Klientin beteiligt ist.

3.2 Methoden der hypnosystemischen Ego-State-Therapie in der nachholenden Trauerarbeit

Die Methoden, die wir für die nachholende Trauer- und Beziehungsarbeit brauchen, stammen zu einem großen Teil aus der Hypnotherapie, aus den systemischen Ansätzen und aus der Ego-State-Therapie, sodass sich auch auf der methodischen Ebene die nachholende Trauer- und Beziehungsarbeit als ein hypnosystemischer Ego-State-Ansatz erweist und sich als solcher realisiert. Die Methoden werden hier in der Übersicht dargestellt und in späteren Kapiteln anhand einzelner Prozessschritte in ihrer konkreten Anwendung vertieft beschrieben.

> *Beachte!*
>
> *Die hier vorgestellten Methoden in der nachholenden Trauerarbeit dürfen nur angewandt werden, wenn mit den Klienten klare Beratungs- und Behandlungsziele vereinbart wurden und die Stabilität der Klienten abgeklärt und gesichert ist.*

Exkurs:

EMDR in der nachholenden Trauer- und Beziehungsarbeit

Natürlich können in die nachholende Trauer- und Beziehungsarbeit auch andere Methoden wie zum Beispiel aus der Gestalttherapie integriert werden. Aus meiner Sicht ist dabei das EMDR eine sehr geeignete Methode, insbesondere in der Form, die Alan Botkin (vgl. Botkin u. Hogan 2009) entwickelt hat. Botkin nutzt in seinem praktischen therapeutischen Vorgehen das EMDR (Eye Movement Desensitization and Reprocessing). Er verändert dabei das zunächst im Rahmen der Traumatherapie entstandene (Shapiro 1999) EMDR, indem er als Ausgangspunkt des EMDR-Prozesses das zentrale Trauergefühl der Trauernden (»core sadness«) wählt. Botkin nennt sein EMDR deshalb auch »Core-focused EMDR«.

Bei diesem Vorgehen mit dem veränderten EMDR-Protokoll können sich die Trauer und andere im Trauerprozess vorkommende Gefühle wie Ärger und Schuld lösen. Überraschend ist immer wieder, dass es in diesen Prozessen zu inneren Begegnungen mit dem Ego-State des Verstorbenen und zur Lösung ungeklärter Themen kommt.

Botkin nennt die inneren Begegnungserfahrungen IADC (Induced After-Death Communication). Leider verlässt Botkin den wissenschaftlichen Boden, wenn er – wie im Nachwort von Botkin und Hogan (2009) beschrieben – die IADC als reale spirituelle Erfahrung versteht, aufgrund deren er auch an ein Leben nach dem Tod glaubt. Ich halte dies für problematisch, nicht zuletzt auch den Trauernden gegenüber, die von Therapeuten und Beratern eine offene und empathische Neutralität erwarten dürfen.

Insgesamt aber ist das EMDR auch in der nachholenden Trauerarbeit ein sehr wirksames und hilfreiches Instrument dafür, die Trauer- und Beziehungsprozesse nachholend in Gang und in eine Transformation zu bringen.

3.2.1 Trance und imaginative Prozesse

Die wesentlichen heilsamen Prozesse der nachholenden Trauer- und Beziehungsarbeit finden in Trance und in der Imagination statt. In Trance lassen sich die in neuronalen Netzwerken gespeicherten Ego-States am leichtesten und nachhaltigsten verändern (Revenstorf u. Peter 2015; Revenstorf 2017).

Beachte!

In den imaginativen Tranceprozessen wird nicht die Realität von damals verändert, sondern die innere emotionale Realität der Ego-States und ihre Beziehung untereinander und ihre Beziehung zur Realität des Todes des nahen Angehörigen. Die Realität des Todes bleibt gewahrt und wird geachtet. In der Konfrontation mit dieser Realität kann beispielsweise die bis heute festgehaltene Trauer des Kind-Ego-States abfließen, sodass sich in der nachholenden Trauerarbeit der Kind-Ego-State verändert, nicht jedoch die Realität des Todes des nahen Angehörigen.

Ein Tranceprozess ist dadurch gekennzeichnet, dass der Klient seine Aufmerksamkeit auf innere, unwillkürliche, insbesondere emotionale und körpernahe Prozesse fokussiert (Revenstorf u. Peter 2015; Revenstorf 2017).

Dies lässt sich in der nachholenden Trauer- und Beziehungsarbeit durch Instruktionen erreichen, die auch in üblichen Entspannungsverfahren gebraucht werden. Für die nachholende Trauer- und Beziehungsarbeit genügt eine leichte Tiefenentspannung, die auch als Trance verstanden werden kann. Deshalb reichen in der Regel folgende Anleitungen aus:

- *Einladung zu einer Tiefenentspannung oder Trance:* »Nehmen Sie einige tiefe Atemzüge, und gehen Sie dabei in eine Trance oder Tiefenentspannung, die Ihnen jetzt helfen kann, die heilsamen Veränderungen geschehen zu lassen. – Wenn Sie möchten, können Sie auch Ihre Augen zufallen lassen oder aber auch mit Ihren Augen einen Fixpunkt suchen, um dann später Ihre Augen zufallen zu lassen. Mit geschlossenen Augen können Sie besser nach innen schauen.« Der Gedankenstrich steht hier und in den folgenden Anleitungen für eine Pause, in der die Klientin, in Trance bleibend, auch eine verbale Rückmeldung geben kann.
- *Utilisierung der Trance für nächste Prozessschritte:* Nun wird die Trance dafür genutzt, die nächsten Schritte im therapeutischen Prozess anzuleiten. Hier am Beispiel der Regression in die Biografie: »Achten Sie darauf, wie der Atem beim tiefen, ruhigen Einatmen Sie in ihre Biografie zu der jetzt wichtigen Szene aus der Verlustzeit des elfjährigen Mädchens zurückführt.«
- *Dann erfolgt die Einladung zur Imagination:* »Nun lassen Sie das Bild von dieser Szene und damit das Bild von Ihnen als trauerndem Kind von damals vor Ihrem inneren Auge entstehen.«

Diese Anleitungen kann jede in einem der anerkannten psychotherapeutischen Verfahren ausgebildete Beraterin oder Psychotherapeutin durchführen. Hypnotherapeuten können die Trance durch weitere in der Hypnotherapie gängige Induktionen intensivieren, weil natürlich eine intensivere Trance die therapeutischen Prozesse erleichtert und vertieft.

Entsprechend der Hypnotherapie nach Milton Erickson (vgl. Erickson u. Rossi 2016) kann auch in der nachholenden Trauer- und Beziehungsarbeit das Unbewusste als kreative Lösungsinstanz genutzt werden:

- *Utilisierung des Unbewussten:* »Ihr Unbewusstes wird Sie jetzt in Ihrer inneren Trauer- und Beziehungsarbeit begleiten und unterstützen.«
- *Utilisierung des Unbewussten bei Stillständen im Prozess:* Kommen Prozesse ins Stocken, wird ebenfalls das Unbewusste utilisiert: »Gehen Sie jetzt in Kontakt mit Ihrem Unbewussten. Was rät Ihnen jetzt Ihr Unbewusstes, und was schlägt es Ihnen jetzt vor?«

Weitere Methoden der Hypnotherapie finden sich in den verschiedensten Lehrbüchern zur Hypnotherapie (vgl. Revenstorf u. Peter 2015; Revenstorf 2017).

3.2.2 Die Installation von heilsamen transformatorischen Orten für die Kind-Ego-States

Voraussetzung für Arbeit mit dem Kind-Ego-State in der nachholenden Trauer- und Beziehungsarbeit ist die Installation von Orten, an denen der Kind-Ego-State hilfreiche Prozesse der Transformation in Richtung der vereinbarten Verträge machen kann. Die verschiedenen Orte werden hier nur kurz benannt, das genaue Vorgehen der Installation wird für die einzelnen Orte später beschrieben:

- *Haltender Trauerort:* Hier ist der Kind-Ego-State in seinem Schmerz und seiner Trauer sicher und gut gehalten, sodass diese Gefühle erlebt werden und damit abfließen können.
- *Sicherer, schützender Ort:* Werden massive Beziehungsstörungen mit dem Ego-State des Verstorbenen bearbeitet, wird der Kind-Ego-State an diesen Ort gebracht. Während der Erwachsenen-Ego-State den Konflikt mit dem Ego-State des Verstorbenen austrägt, ist der Kind-Ego-State an seinem sicheren Ort vor erneuten Verletzungen geschützt.
- *Heilsamer Beziehungsort:* An diesem Ort kann der Kind-Ego-State dem Ego-State des Verstorbenen nahe sein und seine Beziehung zum Ego-State des Verstorbenen leben. Es ist sozusagen ein Treffpunkt, an dem der Kind-Ego-State beispielsweise Fragen an den Ego-State des Verstorbenen stellen kann.
- *Heilsamer Entwicklungsort:* Hier kann der Kind-Ego-State seine durch den Verlust gebremste oder blockierte Entwicklung frei nachholen.

Die beschriebenen Orte werden in der Regel als konkrete oder symbolische Orte imaginiert. Für manche Klienten können diese Orte aber auch eine Farbe oder eine Farbwolke, ein Duft oder ein Klang sein. Für Klienten, die sich mit imaginativen Vorstellungen schwertun, können die hier beschriebenen Orte auch in den eigenen Körper verlegt werden.

3.2.3 Dissoziative und assoziative Prozesse

Frühe biografische Szenen lassen sich aus dem Abstand anschauen oder von innen her in dem jeweiligen Ego-State erleben. Hypnotherapeutisch gesprochen, kann die therapeutische Arbeit stattfinden ...:

- *... in der Dissoziation aus dem Abstand heraus:* Dies ist nötig, wenn starke Gefühle oder gar eine Retraumatisierung zu erwarten sind. Die Instruktion lautet dabei: »Schauen Sie diese Szene von außen in einem guten Abstand als Erwachsener, der hier ganz sicher ist, an.« Es bietet sich auch an, die Bildschirmtechnik (Reddemann 2017) einzuführen und anzuwenden. Dazu werden zunächst positive oder neutrale Ereignisse auf einen Bildschirm projiziert und aus dem Abstand angeschaut. Der Betrachter hat zudem eine Fernbedienung, mit der er das Bild kleiner oder größer oder auch heller oder dunkler werden lassen kann. Er hat damit die Kontrolle und kann dann je nach emotionaler Erregung die Szene auf dem Bildschirm steuern.
- *... in der Assoziation und Identifikation mit dem Kind-Ego-State:* Ist die Klientin stabil und ist das aktuelle Trauererleben nicht zu massiv, dann ist es sinnvoll, die Klientin in die Identifikation mit dem Kind-Ego-State – in der Hypnotherapie als Assoziation bezeichnet – einzuladen: »Schlüpfen Sie jetzt in das Kind, und erleben Sie das Kind in seinen Gefühlen jetzt von innen her. Wie geht es dem Kind in dieser Szene/in der Begegnung mit dem Verstorbenen? Was empfindet es in seinem Körper, was spürt es, und was denkt es?« Nun kann der Ego-State auch direkt im Du-Modus angesprochen werden, womit die Identifikation mit dem Ego-State vertieft wird: »Ich möchte jetzt das Mädchen den Jungen direkt ansprechen. Ist das in Ordnung? – Ich möchte dich direkt fragen, wie es dir jetzt geht.«

Beachte!

In der nachholenden Trauer- und Beziehungsarbeit wird nicht in die Identifikation mit dem Verstorbenen eingeladen. Dies würde möglicherweise zu destruktiven identifikatorischen Prozessen mit dem Verstorbenen und seinem Tod führen. Dies gilt insbesondere beim Suizid des Angehörigen. Die Identifikation mit dem Verstorbenen ist deshalb als Kunstfehler zu betrachten. Vielmehr soll der Ego-State des Verstorbenen ein klares Gegenüber bleiben, dem gegenüber nun beispielsweise Beziehungsthemen geklärt werden können.

Zum Abschluss eines solchen Prozesses ist es sehr wichtig, den Klienten aus der Identifikation wieder klar und eindeutig ins Erwachsenen-Ich zurückzuführen: »Kommen Sie nun aus dem Kind wieder heraus hier in diesen Raum zurück, und gehen Sie wieder in den Erwachsenenzustand mit Ihren erwachsenen Fähigkeiten von heute.«

- *... im Pendeln zwischen Dissoziation und Assoziation:* Ist die Arbeit mit Imaginationen eingeübt, kann – insbesondere in späteren Sitzungen – zwischen dem Betrachten aus dem Abstand heraus, also aus der Dissoziation heraus, und dem direkten Erleben in der Identifikation je nach therapeutischem Bedarf gependelt werden. Dies ermöglicht einen flexiblen und fließenden Prozess in der Trauer- und Beziehungsarbeit.

3.2.4 Der Zugang zu den frühen Verlustsituationen

Da die nachholende Trauerarbeit zwar im Heute stattfindet, sich aber auf Vergangenes bezieht, braucht es Wege des Zugangs zu den früheren Verlustsituationen über ...:

- *... eine Erinnerung:* Ist der Zusammenhang zwischen aktueller Thematik und früherer Verlustsituation bekannt, genügt der einfache Impuls, sich an zentrale Ereignisse aus der Zeit des Verlustes zu erinnern: »Welche Szene von damals fällt Ihnen jetzt ein? Wenn Sie möchten, können Sie dazu die Augen zufallen lassen, damit die jetzt wichtige Erinnerung vor Ihnen ganz deutlich auftauchen kann.« Zunächst sollte die betreffende Szene von außen angeschaut werden, damit nicht per Identifikation massive, möglicherweise retraumatisierende Prozesse ausgelöst werden: »Schauen Sie diese Szene zunächst von außen wie auf einem Bildschirm oder einer Leinwand an.«
- *... eine Affektbrücke:* Die Affektbrücke nutzt ein aktuelles Gefühl oder eine Körperempfindung, das oder die mit der aktuellen Symptomatik verbunden ist: »Spüren Sie jetzt die belastende Schwere in Ihrem Körper, und lassen Sie sich von dieser Empfindung in eine frühere Szene zurückführen. Welche Szene will dazu passend jetzt auftauchen?«
- *... eine Erinnerungssuche durch das Unbewusste:* Tauchen keine relevanten Erinnerungen auf, oder werden weitere, bisher noch unbekannte Erinnerungen vermutet, dann kann der Klient

in eine Trance gehen, und sein Unbewusstes wird gebeten, weitere relevante Erinnerungen dem bewussten Erinnern zugänglich zu machen: »Gehen Sie nach innen, und lassen Sie Ihr Unbewusstes in Ihrem biografischen Erinnerungsraum nach einer für heute relevanten Verlust- oder Beziehungssituation suchen. Achten Sie darauf, welche vielleicht auch scheinbar unbedeutenden Erinnerungsstücke Ihr Unbewusstes Ihnen jetzt zukommen lassen will.«

Manchmal genügt es auch, unabhängig von einer konkreten Situation nur ein Bild von dem damals trauernden Kind oder Jugendlichen entstehen zu lassen und dann heute nachholend mit diesem Kind-Ego-State zu arbeiten (vgl. Kap. 4 zur Beelterungsarbeit).

3.2.5 Die Arbeit mit Trauer und Schmerz in der nachholenden Trauer- und Beziehungsarbeit

Mit den Klienten wird vorbesprochen, dass in dem nachholenden Prozess nochmals Verlustschmerz und Trauer aktualisiert werden sollen, damit sie abfließen und »ver-gehen« können. Den Klienten wird versichert, dass die Therapeutin diese Gefühle gut hält, den Klienten beim gestaltenden Abfließen unterstützt und dass dieser Prozess nicht nur erleichtern, sondern auch heilsam im Blick auf die eingebrachte Symptomatik wirken wird.

Die Trauergefühle können an jeder Stelle eines Arbeitsprozesse auftauchen und werden dann würdigend aufgegriffen und in den Prozess eingebracht:

- *Wahrnehmen und Würdigen des Schmerzes:* »Ja, ich sehe Ihren Schmerz und Ihre Trauer. Beides ist Ausdruck dessen, dass damals mit Ihrem Kind und Ihrem verstorbenen Angehörigen etwas sehr Trauriges geschehen ist.«
- *Verortung im Körper:* »Wo im Körper spüren Sie/spürt das Kind in Ihnen jetzt den Trauerschmerz? – Wie fühlt sich Ihre Trauer/die Trauer des Kindes jetzt an dieser Körperstelle an? – Eher heißt oder kühl? Eher schwer oder warm? Eher rund oder eckig?« Diese Fragen nach den sogenannten Submodalitäten des körperlichen Erlebens führen zu einer genaueren und differenzierten Wahrnehmung von Schmerz und Trauer. Zugleich werden Schmerz und Trauer als zu einem selbst und der Verlustsituation gehörig angenommen.

- *Erlaubnis des Schmerzes und der Trauer:* »Ja, lassen Sie jetzt die Trauer aus Ihrem Körper in Ihre Tränen aufsteigen und in den Tränen abfließen. Auch wenn das jetzt nochmals schmerzt, tut es gut, die Trauer abfließen zu lassen.« Die Erlaubnis kann auch direkt an den Kind-Ego-State gerichtet sein: »Ja, ich sehe deine Tränen und deine Trauer. Es tut dir jetzt noch einmal weh. In deinen Tränen kann dann deine Trauer allmählich wegfließen und vergehen. Du wirst merken, wie gut dir das tut.«
- *Einladung zum Fließenlassen von Schmerz und Trauer über den Atem:* Dieser Prozess kann über den Atem unterstützt werden, wobei der Atem als »Flussmittel« utilisiert wird: »Wenn Sie möchten, atmen Sie jetzt in die Trauer. – Wenn Sie wollen, mit offenem Mund. – Nun lassen Sie im Ausatmen die Trauer ab- und wegfließen.«
- *Rückführung zum Prozess:* Wenn die Trauer dann ausklingt, kehrt der Therapeut wieder zurück zum begonnenen Prozess, zum Beispiel zu einem Prozess der Begegnung zwischen dem Kind-Ego-State und dem Ego-State des Verstorbenen: »Nachdem Ihre Trauer jetzt so weit abfließen konnte, gehen Sie nochmals in die Begegnung mit Ihrem Verstorbenen, schauen Sie ihn an, und sagen Sie ihm noch einmal das Wichtige.«
- *Begrenzen des Schmerzes und der Trauer:* Sollte das Erleben von Schmerz und Trauer gegen Ende der Sitzung noch andauern, wird die Trauer behutsam, aber eindeutig begrenzt, und die Klienten werden aus diesem emotionalen Zustand hinausbegleitet: »Wir kommen jetzt zum Ende unserer Sitzung. Begrenzen Sie deshalb Ihre Trauer, lassen Sie sie ausklingen, und kommen Sie hierher zurück in das Therapiezimmer. Wir werden in der nächsten Sitzung daran weiterarbeiten.« In aller Regel sind die klare Begrenzung und das Zurückkommen in der nachholenden Trauerarbeit kein Problem. Wichtig dabei ist, dass der Therapeut eine klare und sichere Haltung einnimmt und in der Sitzung rechtzeitig mit dem Hinausführen aus den Traueremotionen beginnt.

Fließende Trauer- und Schmerzgefühle verhelfen dem oft seit Langem stillstehenden Trauerprozess, wieder in eine Bewegung und damit in Fluss zu kommen. Die Grundbotschaft an die Klienten und ihre Kind-Ego-States heißt: Die Trauer darf gehen, die Liebe darf bleiben.

An dieser Grundregel werden die Interventionen in der Arbeit mit der Trauer und mit den Beziehungsgefühlen ausgerichtet.

3.2.6 Die Arbeit mit den Beziehungsgefühlen in der nachholenden Trauer-und Beziehungsarbeit

Genauso wichtig wie die Arbeit mit Schmerz und Trauer ist die Arbeit mit den Gefühlen von Nähe, Verbundenheit, Mitgefühl und der Liebe für den Verstorbenen. Dies wird von den Klienten meist übersehen oder als nicht angemessen bewertet. Doch für die Kind-Ego-States ist es sehr erleichternd, die Erlaubnis zu bekommen, den Verstorbenen über den Tod hinaus weiterhin lieben zu dürfen. Die Kind-Ego-States werden aktiv angeleitet, ihre Beziehungsgefühle nicht nur zu spüren, sondern auch im Körper als Basis der inneren Beziehung dauerhaft zu verankern:

- *Abrufen von Beziehungsgefühlen:* Die Beziehungsgefühle können beim Erwachsenen-Ego-State des Klienten abgerufen werden: »Wenn Sie jetzt an Ihre verstorbene Mutter denken, welche Gefühle für sie spüren Sie jetzt?« Die Beziehungsgefühle können über den Erwachsenen-Ego-State im Kind-Ego-State aktualisiert werden: »Wenn Sie jetzt an Ihre verstorbene Mutter denken, welche Nähe und Verbundenheit spürt das Kind in Ihnen?« Schließlich kann man die Einladung zum Erleben der Beziehungsgefühle – in dieser Form auch in den folgenden Abschnitten – direkt an den Kind-Ego-State richten: »Wenn du an deine Mama denkst, wie spürst du es, dass du sie lieb hast? Spüre nach, wenn du jetzt deiner Mama in Gedanken nahe bist.«
- *Erlauben und Würdigen der Beziehungsgefühle:* Die Beziehungsgefühle werden als Ausdruck der bleibenden inneren Beziehung zum Verstorbenen dem Kind-Ego-State ausdrücklich erlaubt, und sie werden gewürdigt: »Ja, es ist richtig und gut, dass du die Liebe zu deiner Mama spürst. Daran merkst du, dass du sie liebst, auch wenn sie gestorben ist.«
- *Wahrnehmung der Beziehungsgefühle im Körper:* »Wie und wo spürst du denn deine Liebe zu deiner Mama in deinem Körper? – Magst du dorthin spüren und mir erzählen, wie sich die Liebe dort anfühlt?« Auch hier können wieder Fragen zu den Submodalitäten dieser Empfindung gestellt werden: »Fühlt sich

deine Liebe an dieser Körperstelle eher angenehme warm oder eher angenehm kühl, eher angenehm weich oder fest, eher rund oder eckig an?«

- *Verankerung der Beziehungsgefühle im Körper und Utilisieren für die innere Beziehung:* »Wenn du magst, kannst du deine Hand auf die Stelle legen, an der du deine Liebe zu deiner Mama spürst. Dort wird die Liebe nun ganz fest und sicher, so wie deine Liebe fest und sicher bleiben darf.«

Wie in der Arbeit mit Schmerz und Trauer spielt auch in der therapeutischen Arbeit mit den Beziehungsgefühlen der Körper eine zentrale Rolle, der neurobiologisch die zentrale Basis des Erlebens einerseits von Trauer und Schmerz, andererseits von Nähe und Liebe ist. Genau auf der Körperebene ereignen sich auch die heilsamen Prozesse im Blick auf die aktuelle Symptomatik, zu der in aller Regel mehr oder weniger auch starke somatische Beschwerden gehören.

3.2.7 Die Arbeit mit transformierenden Imaginationen

Die nachholende Trauer- und Beziehungsarbeit nutzt neben dem Körper des Klienten und dem Körpererleben des Kind-Ego-States vor allem Imaginationen, um heilsame und transformierende Prozesse zu ermöglichen und aktiv zu gestalten. Zunächst werden dafür Erinnerungen aufgegriffen und in der Imagination noch einmal intensiv vom Kind-Ego-State und damit auch vom erwachsenen Klienten durchlebt. Ziel ist es immer, destruktiv wirkende Erfahrungen von damals heilend in Richtung der vereinbarten Einladungshorizonte zu transformieren oder abgebrochene Trauer- und Beziehungsprozesse von damals wieder in Fluss zu bringen.

Es sei noch einmal betont, dass die früheren Erfahrungen des Kind-Ego-States nicht umgeschrieben oder gar beschönigt werden sollen, vielmehr werden nun für den Kind-Ego-State die emotionalen Prozesse gefördert, die damals aus verschiedensten Gründen nicht möglich waren. Folgende imaginative Prozesse werden initiiert:

- *Das Imaginieren von stärkenden Erfahrungen zu Lebzeiten des Verstorbenen:* Die Klienten werden in Erinnerungsszenen geführt, in denen das Kind dem damals noch lebenden Angehörigen nahe sein kann. Diese Erinnerungsarbeit dient der Sicherung und Intensivierung der inneren Beziehung zum Verstorbenen.

- *Das transformierendes Imaginieren von destruktiven, blockierten oder unabgeschlossenen Erfahrungen:* Erfahrungen – wie zum Beispiel diejenige der traumatisierenden Situation der Überbringung der Todesnachricht – werden nun mit der Begleitung des Erwachsenen-Ego-States oder eines Helfer-Ego-States nochmals so erlebt, dass der Kind-Ego-State diese Situation aushalten und verstehen kann, auch wenn die Realität des Verlustes und die Auswirkungen schmerzlich bleiben. Doch jetzt kann der Kind-Ego-State sich mit der Realität des Todes so auseinandersetzen, dass er nicht in seiner Entwicklung blockiert, sondern sie – wenn auch verändert – wieder aufnehmen und fortsetzen kann.
- *Das nachholende Imaginieren von damals nicht möglichen Erfahrungen:* Hier werden Szenen imaginiert, die dem Kind oder Jugendlichen damals nicht ermöglicht oder verweigert wurden. So kann der Kind-Ego-State jetzt nachträglich an das Totenbett des Vaters treten, um ihm in der Imagination noch einmal nahe zu sein und sich von ihm zu verabschieden. Auch hier bleibt die Realität des Sterbens bestehen, aber der Kind-Ego-State kann eine wichtige Erfahrung in der Imagination nachholen und daran reifen.
- *Das Imaginieren von neuen und heilsamen Erfahrungen:* Die Klientin wird angeleitet, eine Szene entstehen zu lassen, die es so bisher noch nicht gab, die aber den Trauer-und Beziehungsprozess weiterführt. Die imaginierte Begegnung mit dem Ego-State des Verstorbenen auf einer inneren Bühne ist hierfür das wichtigste Beispiel. Die imaginative Begegnungsarbeit wird später (Kap. 6) ausführlich dargestellt.
- *Das Imaginieren von Symbolen:* Erfahrungen werden in Symbole gefasst und damit transformierend weitergeführt. So können die Klienten gebeten werden, für die Trauer des Kind-Ego-States oder für seine Verbundenheit mit dem Verstorbenen ein Symbol entstehen zu lassen. Auch die sicheren Orte für den Ego-State des Verstorbenen (!) sind letztlich imaginierte, also symbolische Orte.

Beachte!

Manche Klienten tun sich mit dem Imaginieren schwer. Hier kann man zunächst kleine Übungen zur Installation oder Stärkung der Imaginationsfähigkeit anleiten. So werden Klienten zum Beispiel gebeten, ihr Wohnzimmer oder eine tagesaktuelle Alltagssituation genau zu beschreiben. Man kann die Klienten auch bitten, Fotografien von sich als Kind und vom Verstorbenen mitzubringen. Dann wird mit diesem Bildmaterial gearbeitet, und der Klient wird eingeladen, in diese Bilder zu gehen. Schließlich kann man auch über mögliche Bilder und Vorstellungen reden. Dies ist natürlich nicht so intensiv wie eine in Trance angeleitete Imagination, führt jedoch häufig zu einem spontan auftretenden Imaginieren.

In dem Fallbeispiel 6, »Der plötzlich verschwundene Vater«, wurde die Klientin zunächst in einige Erinnerungsszenen zu Lebzeiten des Vaters geführt. Sie wurde beispielsweise angeleitet, einen Bergausflug der Zehnjährigen mit dem Vater, an den sie sich erinnerte, in Trance intensiv zu erleben. Die dabei aufsteigende Trauer darüber, dass das der letzte Ausflug mit dem Vater war, wurde würdigend aufgegriffen und mit der Instruktion zum Atmen ins Fließen gebracht. Die Klientin wurde gebeten, für die Trauer des Mädchens von damals ein Symbol entstehen zu lassen, dieses Symbol zu rahmen und dann das gerahmte Bild der Trauer an einen Ort außerhalb des Körpers zu bringen. Für den Arbeitsprozess wurde zunächst ein haltender Trauerort für den Kind-Ego-State, nämlich ein Schuppen auf dem Bauernhof der Großeltern, konstruiert und imaginativ erlebt.

Erst dann wurde die Erfahrung bearbeitet, in der das Mädchen voller Angst der Abfahrt des Krankenwagens mit ihrem zusammengebrochenen Vater nachschaut. Dabei wurde die Klientin angeleitet, imaginativ als Erwachsene das Mädchen gut zu halten und es aus dieser Situation zu bergen. In einer der nächsten Sitzungen wurde die Klientin in einer nachkonstruierten Szene angeleitet, als Erwachsene den Kind-Ego-State der Elfjährigen an den Sarg ihres Vaters zu begleiten, um jetzt imaginativ die Realität des Todes des Vaters zu erleben und wahrzunehmen. Um die innere Beziehung zu stärken, wurde die Klientin gebeten, ein Symbol – ein rotes Band – für die Liebe der Elfjährigen zu ihrem verstorbenen Vater entstehen zu lassen, zu imaginieren und im Körper zu verankern. Schließlich wurde eine innere Bühne imaginiert, auf der ein Prozess der Begegnung mit dem Ego-State des Verstorbenen stattfand, bei dem die Klientin für den Kind-Ego-State die Wut über das plötzliche Verschwinden des Vaters ihm gegenüber äußerte.

Wie an diesem Fallbeispiel deutlich wird, wird der Prozess der nachholenden Trauer- und Beziehungsarbeit als eine Abfolge von Imaginationsprozessen in Trance gestaltet.

3.2.8 Die Arbeit auf der inneren Bühne – Imaginative Begegnungsprozesse anleiten

Ein zentraler Prozessschritt ist die Imagination einer Begegnung zwischen Kind-Ego-State und dem Ego-State des Verstorbenen. Die imaginative Begegnungsarbeit auf der inneren Bühne oder an einem Begegnungsort ist Teil der nachholenden Beziehungsarbeit, die häufig auch eine Konflikt- und Klärungsarbeit umfasst. Bei der aus der Traumaarbeit übernommenen Methode (Reddemann 2017), wird imaginativ eine innere Bühne oder ein Begegnungsort konstruiert. Auf dieser Bühne oder an diesem Begegnungsort findet dann eine Begegnung zwischen dem Kind-Ego-State und dem Ego-State des Verstorbenen in Begleitung des Erwachsenen-Ego-States statt.

In der nachholenden Trauer- und Beziehungsarbeit werden in der Regel verschiedene Formen der Begegnungsorte genutzt:

- *Begegnungsbühne:* Sie wird entsprechend der Metapher einer Bühne als Theater- oder Kinobühne entworfen. Die Bühne wird dann je nach Bedarf in Größe, Helligkeit und Stabilität ausgestaltet.
- *Begegnungsort:* Meist ist dies ein Ort in einer Landschaft, die wie zum Beispiel der Strand am Meer oder ein Berggipfel in sich schon symbolische Qualität tragen, wie eine erlebte Ruhe oder Weite. Solche Landschaftorte entstehen in der nachholenden Trauerarbeit sehr häufig spontan und entsprechen einem natürlichen Bedürfnis der Klienten.
- *Symbolische Begegnungsorte:* Seltener werden symbolische Orte wie eine Wolke oder ein Regenbogen gewählt. Bei manchen Klienten taucht auch eine Farbe, ein Klang oder ein Duft als Begegnungsort auf. Hier spreche ich dann von einem Begegnungsraum oder einer Begegnungsaura.

Die Ziele und die Prozesse einer inneren Begegnungsarbeit werden dann in Kapitel 6 ausführlich dargestellt.

3.2.9 Utilisierung des Prozesses für die Lösung der aktuellen Thematik oder Symptomatik

Die nachholende Trauer- und Beziehungsarbeit als zielorientierter Prozess strebt zwei zentrale Ergebnisse an:

- *Transformation der Beziehungen:* Beziehungen werden im hypnosystemischen Ansatz nicht getrennt oder aufgelöst, sondern transformiert. So erfährt zum Beispiel die schuldgebundene Beziehung des Kind-Ego-States zum Ego-State des Verstorbenen eine Transformation hin zu einer freien Beziehung zum Ego-State des Verstorbenen. Die trotzig ablehnende Beziehung des Kind-Ego-States zur Realität des Todes wandelt sich durch die therapeutische Arbeit in eine akzeptierend-gelassene Beziehung zur Realität.
- *Lösung der eingebrachten Thematik oder Symptomatik:* Nachholende Trauer- und Beziehungsarbeit ist insofern lösungsorientiert, als die von den Klienten eingebrachten Probleme oder Symptome gelöst werden sollen, sodass statt des Problems ein erwünschter Lösungszustand erreicht werden kann. Zum Beispiel soll sich aus der depressiven Schwere aufgrund des frühen Verlustes ein leichtes und energievolles Lebensgefühl entwickeln können. Allerdings sollte auch die Symptomatik nie ganz aufgelöst werden. Vielmehr können kleinste Reste der Symptomatik oder die Erinnerung an die Symptome weiterhin wichtig sein, so zum Beispiel als Anker der würdigenden Erinnerung an die schwere Zeit des Kindes in der Verlustsituation.

Am Ende eines Prozesses in den einzelnen Sitzungen wird gefragt und erspürt, inwiefern dieser Prozess zur Transformation der Beziehungen zur Realität des Verlustes, zum Ego-State des Verstorbenen und zur Lösung der eingebrachten Symptomatik beitragen wird. Dies kann auf zweierlei Weise geschehen:

- *Nachwirken lassen und neugierig beobachten:* Der Therapieprozess wird hier nicht nachbesprochen, vielmehr wird folgende Botschaft vermittelt: »Lassen Sie jetzt diesen Prozess nachwirken, am besten unbewusst. Und achten Sie in den nächsten Tagen neugierig darauf, wie er sich auf Ihre innere Beziehung zu Ihrem Vater auswirken wird/wie er sich auf Ihre berichtete

Ängstlichkeit auswirken will. Seien Sie einfach neugierig, was Ihr Unbewusstes dabei für Sie tun will.«

- *Nachbesprechen und Impulse zur Weiterarbeit geben:* Der Prozess der jeweiligen Sitzung wird so nachbesprochen, dass daraus konkrete Impulse zur Weiterarbeit abgeleitet und den Klienten bis zur nächsten Sitzung mitgegeben werden können: »Wir haben besprochen, wie gut es Ihnen und Ihrem Kind tat, die Trauer fließen zu lassen und dabei sich zu spüren. Ich möchte Sie einladen, diesen Prozess bis zu unserer nächsten Sitzung weiterzuführen. Ich möchte Sie bitten, noch einmal ganz bewusst sozusagen mit Ihrem Kind an der Hand an das Grab Ihres Vaters zu gehen und dabei Ihre Trauer und die Trauer Ihres Kindes über den Tod Ihres Vaters und seiner bleibenden Abwesenheit zu spüren.«

In jeder Sitzung sollte der Prozess im Blick auf die angestrebten Transformationen und auf die Lösung der Symptomatik utilisiert werden, sodass jede Sitzung ein – vielleicht nur kleiner – Schritt für die Einlösung der vereinbarten Vertragsziele darstellen kann.

Nachdem nun in Kapitel 1 die Grundlagen des hypnosystemischen Trauer- und Beziehungsansatzes, in Kapitel 2 die diagnostische Phase und in Kapitel 3 der Ego-State-Ansatz und die hypnotherapeutischen Methoden dargestellt wurden, können wir nun in den eigentlichen Therapie- oder Beratungsprozess der nachholenden Trauer- und Beziehungsarbeit, beginnend mit der Beelterungsarbeit für den trauernden Kind-Ego-State in Kapitel 4, hineingehen.

4 Die nachholende Beelterungsarbeit für die trauernden Kind-Ego-States

4.1 Das Verlusterleben der Kind-Ego-States

Fortsetzung Fallbeispiel 2: Die immer vermisste Großmutter
Wir greifen hier noch einmal dieses Fallbeispiel auf, um zu zeigen, dass in der nachholenden Trauerarbeit der Kind-Ego-State gut versorgt und tröstend gehalten werden muss. Das achtjährige Mädchen hatte im selben Haus mit der Großmutter gelebt und war mit der Großmutter über eine idealisierende Liebe sehr nahe verbunden, zumal ihre Eltern beruflich bedingt häufig abwesend waren. Ebendeshalb war das Mädchen dem Miterleben der schweren Krebserkrankung, dem Sterben und dem Tod der Großmutter sehr ausgeliefert, und über die Identifikation mit der Großmutter hatte sie deren Leiden internalisiert. Während dieser schweren Zeit und in der nachfolgenden Trauerzeit hatte die Achtjährige wenig Unterstützung darin bekommen, mit diesen Gefühlen umzugehen. Die Gefühle hatten keine Chance, sich über die Zeit hinweg zu verändern. Zudem scheinen der Schock beim Tod der Großmutter und die damit verbundenen dissoziativen Prozesse diesen Kind-Ego-State fixiert zu haben. In diesem Fallbeispiel wird der Kind-Ego-State der Klientin heute sehr leicht durch eine Vielzahl von Triggern reaktualisiert. Die Klientin befindet sich dann intensiv im Kind-Ego-State des Mädchens von damals. Die Klientin kann über ihre verstorbene Großmutter kaum reden, weil ihr sofort die Tränen kommen. Sie erlebt sich immer wieder als schwermütig.

Hier wird deutlich, dass die Trauergefühle bis in das Erwachsenenleben in die Kind-Ego-States weiterwirken, weil die Kind-Ego-States in ihrem damaligen Zustand erhalten geblieben sind. Die trauernden Kind-Ego-States haben sich nicht weiterentwickelt, sondern wurden durch dissoziative Prozesse fixiert. Damit man mit diesen sich immer wieder aktualisierenden Kind-Ego-States arbeiten kann, braucht es ein vertieftes Verständnis, wie sie in der Verlustsituation entstehen und mit welchen Kind-Ego-States zu rechnen ist.

4.1.1 Frühe Verluste und ihre traumatisierende Qualität – Die Kind-Ego-States in der Dissoziation

Frühe Verluste von nahen Bezugspersonen in Kindheit und Jugend überfordern Kinder und Jugendliche in ihren Bewältigungsmöglichkeiten. Insbesondere Kinder verstehen nicht, was hier mit der nahen Bezugsperson in ihrem Sterben und Tod und dann auch mit ihnen selbst geschieht. Sie erleben eine tiefe Verwirrung und Ohnmacht. So setzen früh die neurobiologisch verankerten Muster der Dissoziation ein, die zugleich einen der frühesten Abwehrmechanismen darstellt.

> *Beachte!*
>
> *In der nachholenden Trauerarbeit müssen nicht alle hier beschriebenen Kind-Ego-States vorkommen. Umgekehrt sollten in der Beratung oder Therapie keine relevanten Kind-Ego-States übersehen oder übergangen werden. Insofern dient die hier vorgestellte Beschreibung der möglichen und häufigen Kind-Ego-States der Prüfung für den jeweiligen Einzelfall. Natürlich kann man die hier als eigenständig beschriebenen Kind-Ego-States auch als verschiedene Facetten des Kind-Ego-States in der Trauer- und Verlustsituation verstehen. Kind-Ego-States sind keine feststehenden Einheiten oder Entitäten, sondern werden immer auch von den Betroffenen entsprechend ihrem Erleben konstruiert. Die Therapeuten sollten darauf achten, nicht zu viele Kind-Ego-States zu kreieren. Die Kriterien für die Konstruktion verschiedener Kind-Ego-States sind die Zweckdienlichkeit für das therapeutische Ziel sowie die Prinzipien der Einfachheit und der Sparsamkeit.*

Die durch die Traumatisierung in der frühen Verlustsituation entstehenden und geprägten Kind-Ego-States lassen sich wie folgt beschreiben:

- *Dissoziierter Kind-Ego-State:* Das Kind erlebt sich selbst als von sich abgespalten, spürt sich nicht und fühlt sich wie betäubt. Nicht selten zeigen sich die abgespaltenen Gefühle in Übersprungshandlungen, so zum Beispiel darin, dass ein Kind in der Trauersituation lacht oder wie aufgezogen umherrennt.
- *Verwirrter Kind-Ego-State:* Kinder erleben häufig eine tiefe Verwirrung, weil ihre bisher ausgebildeten kognitiven Fähigkeiten nicht dafür ausreichen, das Geschehen in einer Verlustsituation abzubilden, geschweige denn zu verstehen. Die Verwirrung zeigt sich als Denkblockade, als Leere im Kopf und als Sprachlosigkeit. Letztere kann sich bei Kindern symptomatisch später als Verstummen oder Stottern zeigen.

Die traumatisierende Qualität vieler früher Verluste führt dazu, dass die sich im Körper befindlichen Gefühle eingefroren und im Körper festgehalten werden. Ein Lösen der Gefühle über das Trauern kann nicht stattfinden, vielmehr blockiert das Freezing der Trauergefühle den kindlichen Trauerprozess und die Beziehung zum Ego-State des Verstorbenen.

In der nachholenden Trauer- und Beziehungsarbeit geht es deshalb darum, den traumatisierten Kind-Ego-States körperlichen Halt zu geben, damit sich das traumabedingte Freezing lösen und die verkörperten, eingeloggten Gefühle heute abfließen können.

4.1.2 Verlustschmerz und Trauer bei Kindern und Jugendlichen – Die trauernden Kind-Ego-States

Ein früher Verlust reaktiviert bei Kindern und Jugendlichen das neurobiologisch angelegte Bindungssystem. Schreien, Weinen, Anklammern, Protest und schließlich der Rückzug sind frühe kindliche Reaktionen auf einen Verlust. Zugleich trauern Kinder und Jugendliche anders als Erwachsene (Ennulat 2015; Röseberg u. Müller 2014; Franz 2008; Kachler 2017), sodass ihre Trauer vom Umfeld häufig unterschätzt wird. Dennoch bilden sich in einer frühen Verlustsituation trauernde Kind-Ego-States, die die Entwicklung eines Kindes und Jugendlichen nachhaltig prägen.

Exkurs:

Kinder und Jugendliche trauern anders

Kinder leben ihre Trauer häufig still und zurückgenommen (Ennulat 2015; Röseberg u. Müller 2014; Franz 2008; Kachler 2017). Sie trauern häufig nur punktuell und zeitlich begrenzt, während sie zu anderen Zeiten scheinbar ganz normal spielen oder Fernsehen schauen und nicht traurig zu sein scheinen. Kinder können vom Modus des Traurigseins in den Modus der Normalität scheinbar mühelos switchen. Dies ist auf den Abwehrmechanismus der Dissoziation zurückzuführen, der Kinder und Jugendliche in zwei verschiedene, deutlich getrennte Welten – die Welt der Trauer und die Welt der Normalität – leben lässt. Kinder und Jugendliche trauern häufig nicht durch sichtbares Weinen, sondern durch symbolisches Trauerhandeln. So weint ein neunjähriger Junge nach dem Tod seines Großvaters kaum, gräbt aber im Garten kleine Gruben, die er mit Kreuzen versieht. Der Verlustschmerz wird in symbolisches Handeln übersetzt und darin ausgedrückt. Kinder und Jugendliche befürchten zudem, dass sie vom Verlustschmerz und der Trauer überflutet werden. Deshalb vermeiden sie häufig trauerauslösende Situationen wie den Besuch des Grabes oder das Gespräch über den Verstorbenen. Viele trauernde Kinder und Jugendliche schämen sich zu weinen und weinen deshalb nachts alleine oder aber auch im Schlaf. Da Kinder und Jugendliche ihre Trauer häufig nicht direkt nach außen bringen, leben sie den Verlustschmerz oft über den Körper zum Beispiel in Form von Bauch- oder Kopfschmerzen aus.

Beachte!

Klienten berichten oft, dass sie sich nicht mehr an die Trauer des Kindes und Jugendlichen erinnern. Dies ist einerseits auf das punktuelle Trauern von Kindern, andererseits auf die blockierende Wirkung der dissoziativen Prozesse zurückzuführen. In Trance lässt sich in der Regel diese Erinnerungsblockade auflösen, sodass der trauernde Kind-Ego-State mit seinem Verlustschmerz und seiner Trauer zugänglich wird.

Wir können die trauernden Kind-Ego-States, die bis heute im Erwachsenen wirksam sind, nun wie folgt beschreiben:

- *Trauernder Kind-Ego-State:* Dieser Kind-Ego-State empfindet Trauer darüber, dass der Verstorbene nicht mehr da ist. Kinder erleben dies als ein Fehlen des Verstorbenen, den sie vermissen, auch wenn sie das noch nicht verstehen können. Verlustschmerz und Trauer sind im Kind-Ego-State häufig im Körper gebunden. Deshalb muss in der Arbeit mit dem trauernden Kind-Ego-State der Körper einbezogen werden.
- *Sich verlassen fühlender Kind-Ego-State:* Der Kind-Ego-State fühlt sich häufig verlassen, auch wenn damals andere Angehörige anwesend waren. Er fühlt sich vom Verstorbenen allein- und zurückgelassen und seinen Trauergefühlen ausgeliefert. So erlebt sich das Kind häufig als einsam in der Welt, die sich grundlegend verändert hat und die nicht mehr die eigene bisher so sichere und gewohnte Welt ist.
- *Ängstlicher Kind-Ego-State:* In einer Verlustsituation bildet sich dieser ängstliche Ego-State, weil Kinder und Jugendliche befürchten, dass weitere Angehörige oder aber auch sie selbst sterben könnten. Das Vertrauen in eine sichere und stabile

Umwelt ist zunächst massiv gestört. Der Verlust dieses Urvertrauens bleibt im ängstlichen Kind-Ego-State erhalten.

Die zuletzt beschriebenen Kind-Ego-States brauchen in der nachholenden Trauer- und Beziehungsarbeit zunächst Halt und Geborgenheit, damit sich die Trauer, die Gefühle des Verlassenseins und der Angst vor weiteren Verlusten lösen und transformieren können.

4.1.3 Abwehr und Wut in der Verlustsituation – Die widerständigen Kind-Ego-States in der Verlust- und Trauersituation

Kinder und Jugendliche verhalten sich gegenüber einem Verlust nicht nur passiv und rezeptiv, sondern sie wehren sich auch aus ihrem Lebenswillen und ihrer Zukunftsorientierung heraus gegen die Realität des Verlustes. Sie tun das mit den ihnen zur Verfügung stehenden Abwehrmechanismen und eigenen Ressourcen. So ist die Wut gegenüber dem Verlust, dem Sterben und dem Tod ein Versuch, diese Realität abzuwehren und nicht an sich herankommen zu lassen. Die Wut und Aggressivität stellen bei Kindern und Jugendlichen deshalb eine häufige Form des Trauerns dar. Insbesondere Jungen drücken ihre Trauer als Wut oft in für die Umwelt unverständlichen aggressiven Aktionen aus.

Beachte!

Die Wut, die sich gegen die Realität des Todes des Verstorbenen und seiner Abwesenheit richtet, muss deutlich unterschieden werden von der Wut gegenüber dem Verstorbenen. Letztere gibt es nicht bei jedem Verlust. Man sollte Klienten niemals zur Wut gegenüber dem Verstorbenen drängen! Wird diese Wut aber zugänglich, wird sie in einer Begegnungsarbeit auf der inneren Bühne in die Beziehung zum Verstorbenen eingebracht und dort bearbeitet (vgl. Kap. 6).

In der nachholenden Trauer- und Beziehungsarbeit begegnen uns in der Regel folgende widerständige Kind-Ego-States:

- *Wütend-zorniger Kind-Ego-State:* Der wütende Kind-Ego-State trägt in sich die Wut darüber, dass der nahe Angehörigen den Tod erleiden musste und dass er selbst und die Familie traurig sein müssen. Der wütende Kind-Ego-State wehrt sich in seiner Wut gegen den Tod des Angehörigen, den er auch als Ungerechtigkeit erlebt.

- *Leugnender Kind-Ego-State:* Dieser Kind-Ego- State leugnet die Realität des Todes, weil er gar nicht wissen will, dass der nahe Angehörige verstorben ist und was mit ihm geschehen ist. Dieser Kind-Ego-State hat die magische Idee, dass sich durch das Verschließen der Augen die äußere Realität beseitigen lässt. Das ärgerlich-trotzige Leugnen der Realität schützt den Kind-Ego-State vor der Realität und damit vor dem bedrohlichen Verlustschmerz.

In der nachholenden Trauer- und Beziehungsarbeit muss die Wut des Kind-Ego-States gegen die äußere Realität des Todes aktiv exploriert, dann erlaubt und zugleich gut gehalten werden.

Die Wut der widerständigen Kind-Ego-States wird als zunächst berechtigt anerkannt. Dennoch unterbindet die wütende Abwehr oder ein trotziges Verleugnen die Anerkennung der schmerzlichen Realität und damit das Zulassen und Abfließen der Trauer. In der nachholenden Realisierungsarbeit wird der Kind-Ego-State schrittweise mit der Endgültigkeit des Todes des nahen Angehörigen konfrontiert, sodass die Wut über das Erleben der Ohnmacht in Trauer übergehen kann.

4.2 Entstehung von Verlust- und Trauerskripten

In Verlustsituationen und der nachfolgenden Trauerzeit entwickeln Kinder und Jugendliche spontane Haltungen zum Verlust und zum Umgang mit ihm. Dies sind keine bewussten Entscheidungen oder kognitive Überzeugungen, vielmehr sind es emotionale Überlebensstrategien, die als Lebensskripte formuliert werden können. Lebensskripte sind also neurobiologisch verankerte Reaktionssets, die schnell, unwillkürlich und weitgehend unbewusst aktiviert werden. Ich nenne die in der Verlustsituation entstandenen Überlebensstrategien nun *Verlust- und Trauerskripte.* Sie umfassen die innere Haltung gegenüber der Realität des Todes und gegenüber der Trauer. Diese Verlust- und Trauerskripte wirken später im Erwachsenenalter als prägende Erlebens- und Verhaltensrichtlinien, die in sich die tragische Tendenz tragen, sich immer wieder selbst neu zu bestätigen.

Dies zeigt sich im folgenden Fallbeispiel, in dem ein aktuell schwerer Verlust ein beim frühen Verlust des jüngeren Bruders entstandenes Verlust- und Trauerskript triggert und abruft.

Fallbeispiel 7: Man trauert nicht um den kleinen Bruder

Die 50-jährige Mutter berichtet, dass sie um ihre an einer langen Krebserkrankung verstorbene Tochter kaum trauern kann. Auf die Frage nach einem möglichen biografischen Hintergrund erzählt sie, dass ihr siebenjähriger Bruder vor dem Wohnhaus der Familie von einem Auto überfahren wurde, als sie selbst elf Jahre alt war. Sie hatte im oberen Stockwerk des Hauses gelernt, als sie kreischende Bremsen und einen dumpfen Schlag draußen auf der Straße hörte. Sie wollte zum Fenster laufen, um zu sehen, was geschehen war, doch ihre Mutter hielt sie davon ab. Sie hörte, wie ihr Vater – im unteren Stockwerk als Arzt in eigener Praxis tätig – nach draußen lief; bald war die Sirene eines Krankenwagens zu hören. Inzwischen hatte das Mädchen mitbekommen, dass ihr Bruder vor dem Haus von einem Auto überfahren worden war. Nach einer Weile kam der Vater ins Haus und sagte mit beherrschter Stimme: »Man konnte nichts mehr machen.« Die Elfjährige verstand überhaupt nichts, war wie betäubt und vor den Kopf geschlagen. Sie konnte nicht glauben, dass ihr Bruder verstorben war. Sie war zu keiner Reaktion fähig. Auch beim Besuch am Sarg, bei der Bestattung und in der folgenden Trauerzeit konnte sie nicht weinen. Auch ihre Eltern kontrollierten sich in diesen Situationen und zeigten nach außen keine Trauer. Der Vater deutete immer wieder an und zeigte es in seinem eigenen Verhalten: »Wir sind stark. Wir spüren keinen Schmerz. Ich als Arzt muss Vorbild sein und darf keine Trauer zeigen.«

Die Elfjährige übernahm in ihrem Schock diese Vorgabe des Vaters als Überlebensstrategie, die sie als Verlust- und Trauerskript formulierte: »Ich trauere nicht. Man muss stark sein und sich im Griff haben. Trauer bringt nichts.« Dieser Skriptsatz war nun auch nach dem Tod der eigenen Tochter wirksam, obwohl sie als Erwachsene kognitiv diesen Skriptsatz hinterfragen konnte. Das Trauerskript wurde nun durch den Tod ihrer Tochter getriggert und auf einer unbewussten, unwillkürlichen Ebene wieder als Überlebensstrategie angesichts des Todes der Tochter wirksam. Allerdings hat die Überlebensstrategie heute einen hohen Preis, weil sie die Trauer als Ausdruck der Liebe blockiert. In der nachholenden Trauerarbeit wurden der Klientin zunächst die biografischen Zusammenhänge und die Entstehung des Verlust- und Trauerskriptes bewusst.

Dies reicht jedoch nicht dafür aus, das Skript auf der unwillkürlichen Ebene aufzulösen. Dazu bedarf es der Beelterungsarbeit mit dem Kind-Ego-State, in der sich dann auf der Kindebene das Verlust- und Trauerskript verändern kann.

Verlust- und Trauerskripte entstehen aus dem magischen Denken des Kindes und den besonderen, teils traumatischen Umständen eines Verlustes. Insofern sind sie sowohl der Situation als auch dem Entwicklungsstand des Kindes angemessen. Zugleich bilden sie aber die äußeren und inneren Realitäten nicht adäquat ab, sondern leugnen oder verzerren Aspekte der Realität.

Verlust- und Trauerskripte bestehen in der Regel aus einer emotional getönten Wertung des Geschehens und einer Schlussfolgerung daraus, was das Kind denken und wie sich das Kind fühlen und verhalten soll.

> *Beachte!*
>
> *Die Sätze eines Verlust- und Trauerskriptes sind nicht nur destruktiv, sondern stellen als Überlebensstrategie auch eine Ressource dar. Deshalb muss das Verlust- und Trauerskript als damals bestmögliche Lösung angesichts eines schweren Verlustes gewürdigt werden, sodass die konstruktiven Anteile des Trauerskriptes auch weiterhin bewahrt werden können. Erst dann kann der Kind-Ego-State die heute einengenden, belastenden, manchmal auch destruktiven Aspekte abgeben und transformieren.*

An dem soeben beschriebenen Fallbeispiel 7 lassen sich verschiedene mögliche Skriptsätze des Verlust- und Trauerskriptes, das sich direkt auf den Verlust und die Trauer bezieht, formulieren:

- »Der Schmerz darüber, dass mein Bruder nicht mehr da ist, ist so groß, dass ich mich nicht spüre und nicht mehr spüren will.«
- »Der Schmerz und die Trauer sind so stark, dass ich klein und ohnmächtig bin.«
- »Ich kann und will nicht begreifen, dass mein Bruder nicht mehr da sein soll. Das verwirrt mich so sehr, dass ich immer verwirrt und durcheinander sein werde.«
- »Niemand sieht meinen Schmerz, und so bin ich ganz allein und verlassen, und das werde ich immer bleiben.«
- »Der Tod meines Bruders ist so gemein, dass ich auf alles, auf mich und das Leben, bitterböse bin.«
- »Der Tod meines Bruders ist so schlimm. Deshalb verschließe ich die Augen und will es gar nicht wissen. Wenn es schlimm wird, dann werde ich nicht mehr genau hinschauen.«
- »Der Tod meines Bruders ist so schlimm, deshalb bleibe ich immer in der Trauer um ihn.«

- »Die Trauer ist so gefährlich, deshalb vermeide ich jedes traurige Gefühl, und wenn es doch auftaucht, schiebe ich es schnell weg. Ich will gar nichts mehr fühlen.«
- »Der Tod meines Bruders macht mich so zornig, dass ich nur noch wütend bin und immer wütend sein will.«

Diese Verlust- und Trauerskripte, die in den verschiedenen trauernden und wütenden Kind-Ego-States entstehen, prägen nicht nur die weitere Entwicklung des Kindes und Jugendlichen nach dem frühen Verlust, sondern sind mehr oder weniger direkt an der Entstehung der heute aktuellen Symptomatik beteiligt. In der Therapie oder Beratung werden die Sätze des Trauerskriptes zunächst im Gespräch mit dem Klienten herausgearbeitet. Wie die Trauerskripte dann transformiert werden können, wird unten in Abschnitt 7 gezeigt.

4.3 Installation eines haltenden Trauerortes für trauernde Kind-Ego-States

Nachdem wir die verschiedenen trauernden Kind-Ego-States und mögliche Verlust- und Trauerskripte kennengelernt haben, geht es nun darum, mit diesen Kind-Ego-States zu arbeiten. Voraussetzung dafür ist die Installation eines haltenden Trauerortes für den Kind-Ego-State. Dieser Ort sollte ein Ort sein, an dem ...:

- ... das trauernde Kind sich zurückziehen darf, also mit sich und seinem Schmerz auch allein sein und auf seine kindliche Weise seine Trauer leben darf.
- ... das Kind mit seinen Trauergefühlen gut gehalten ist, sodass dort geweint werden und die Trauer abfließen kann. Der Ort braucht also eine haltende, bergende Qualität.
- ... der Kind-Ego-State in seinem Schmerz nicht dauerhaft alleine ist, sondern eine symbolische Helfergestalt hinzutreten darf. Häufig sind das verständnisvolle Großeltern, Tiere oder symbolische Gestalten wie ein Engel; immer wieder ist es auch der Ego-State des Verstorbenen.

Die Installation des haltenden Trauerortes wird wie folgt eingeleitet:

- *Mit einer direkten Frage an den Klienten:* »Was könnte für das Kind in Ihnen ein guter, haltender Trauerort sein, an dem Ihr

Kind sich mit seinem Schmerz und seiner Trauer gut geborgen fühlen kann? Welcher Ort fällt Ihnen jetzt spontan ein?«

- *Mit einer Einladung in eine Tiefenentspannung oder Trance gehen:* »Ich möchte Sie zu einer Tiefenentspannung und Trance einladen. Lassen Sie die Augen zufallen, und erlauben Sie sich einige entspannende, tiefe Atemzüge, sodass Sie in Kontakt mit Ihrem Unbewussten kommen. – Nun fragen Sie Ihr Unbewusstes, was ein guter, haltender Trauerort für Ihr trauerndes Kind sein könnte. Schauen Sie nach innen, welcher gute Trauerort jetzt aus dem Unbewussten vor Ihrem inneren Auge auftauchen wird.«

Ist der aufgetauchte Trauerort präsent, wird der Klient eingeladen, diesen Ort genauer zu beschreiben. Diese Beschreibung verhilft ihm dazu, den Ort zu imaginieren und in allen Sinnesmodalitäten plastisch werden zu lassen. Manchmal muss man den Klienten unterstützen, den Trauerort noch stärker für die Bedürfnisse des Kind-Ego-States auszugestalten. So kann zum Beispiel darauf hingewiesen werden, dass das Kind noch ein großes Kissen, eine schützende Wolldecke oder viele Taschentücher zum Weinen brauchen könnte.

Die haltenden Trauerorte sind nicht selten frühere Rückzugsorte, an die sich der Klient erinnert und die der Kind-Ego-State aus seiner Biografie kennt. Hier muss allerdings geklärt werden, ob sie tatsächlich jetzt für den trauernden Kind-Ego-State genügend Schutz und Halt bieten. Deshalb sind symbolische Ort wie ein großer, schützender Baum oder eine bergende Höhle häufig besser geeignet als Rückzugsorte, an die sich der Klient erinnert. Neben konkreten Orten in Landschaften oder Räumen können auch Farben, Klänge oder Düfte einen guten Trauerort darstellen. Ein weiterer sehr geeigneter haltender Ort ist praktisch immer der Körper des erwachsenen Klienten. Hier wird gefragt, an welcher Körperstelle das trauernde Kind am besten aufgehoben sein wird. Dann wird der Klient gebeten, seine Hand an diese Körperstelle zu legen, um diesen Raum für den Kind-Ego-State zu öffnen und vorzubereiten. Aus meiner Erfahrung findet das Unbewusste des Klienten praktisch immer einen haltenden Trauerort für die Kind-Ego-States.

Beachte!

Sollte kein haltender Trauerort auftauchen, gibt es – meist unbewusste – gute Gründe dafür, die im Gespräch oder im Dialog mit dem Unbewussten geklärt werden sollten. Häufig steht dahinter die Angst, dass an dem Trauerort die Trauergefühle heftig oder überflutend werden könnten. Manchmal befürchtet der Kind-Ego-State auch, dass er wieder mit seinem Schmerz allein sein könnte. Dann brauchen die Klienten die Zusicherung, dass an diesem Trauerort die Trauer gut gehalten ist und eine Helfergestalt dem Kind-Ego-State dort tröstend nahe ist.

Ist der haltende Trauerort installiert, wird die Klientin zusammen mit ihrem Kind-Ego-State eingeladen, diesen Ort imaginativ aufzusuchen und sich dort einzufinden. Dann wird sie gebeten, den haltenden Trauerort gut abzuspeichern und ihm im Körper einen guten Ort zu geben, sodass er für die weitere therapeutische Arbeit rasch abgerufen werden kann.

4.4 Die Aktualisierung der in der Verlust- und Trauersituation entstandenen trauernden Kind-Ego-States

Für die weiteren Prozessschritte der nachholenden Trauer- und Beziehungsarbeit brauchen wir nun die Aktivierung der trauernden Kind-Ego-States, sodass in der Imagination der Klienten ein Bild von dem Kind-Ego-State entstehen kann.

Zunächst kann man die Klienten einladen, ein einfaches Bild von dem trauernden Kind-Ego-State ohne eine konkrete Verlustsituation zu imaginieren. Dies gleicht einem Einzel- oder Porträtfoto eines Kindes oder Jugendlichen, auf dem der trauernde Kind-Ego-State in seiner Körperhaltung, Mimik, Gestik und damit in seinen Gefühlen zu sehen ist. Dies ist ein erster unmittelbarer und sicherer Zugang zum Kind-Ego-State, weil mögliche konkrete Erinnerungen hier sich nicht konfundieren oder emotional zu massiv werden können.

In einem zweiten Schritt ist es dann nötig, die Kind-Ego-States in konkreten, erinnerten Verlustsituationen zu imaginieren, weil jede konkrete Verlustsituation eine eigene emotionale Qualität besitzt, die genau wahrgenommen und dann bei der Beelterung berücksichtigt werden muss.

4.4.1 Imagination des trauernden Kind-Ego-States als Einzelbild

In der nachholenden Trauerarbeit sind die Kind-Ego-States häufig sehr nahe und deshalb direkt zugänglich wie zum im Fallbeispiel 2, »Die immer vermisste Großmutter«, bei dem die Klientin häufig ganz direkt in den trauernden oder sich verlassen fühlenden Kind-Ego-State geht. Dann genügt ein Hinweis, aus dem jetzigen Gefühl heraus ein unmittelbares Bild von dem trauernden Kind entstehen zu lassen.

Die folgenden wörtlichen Anleitungen, die hier für das eben genannte Fallbeispiel 2 formuliert werden, können natürlich entsprechend dem eigenen Sprachduktus und für die jeweilige spezifische Fallsituation verändert werden:

- *Direkte Aktivierung des Kind-Ego-States:* Über die Affektbrücke wird der Klient eingeladen, ein Bild von dem trauernden oder erstarrten Kind entstehen zu lassen. Der Kind-Ego-State taucht hier unmittelbar als Bild des trauernden oder erstarrten Kindes auf: »Lassen Sie aus Ihrem jetzigen Trauergefühl heraus das Bild des um seine Großmutter trauernden Mädchens vor Ihrem inneren Auge entstehen. Wenn Sie möchten, können Sie dazu Ihre Augen zufallen lassen, dann können Sie besser nach innen schauen und das auftauchende Mädchen sehen. Achten Sie beim Einatmen darauf, wie der Atem nach innen fließt und Sie zu Ihrem trauernden Kind von damals bringt. Achten Sie darauf, wie das Bild des trauernden Mädchens von damals jetzt auftaucht. Wenn das Bild jetzt da ist, sagen Sie mir Bescheid/zeigt es mir ein Kopfnicken.«
- *Achtsame Exploration des Kind-Ego-States:* Der Klient wird in seinem Erwachsenen-Ich angeleitet, die Gefühle des trauernden Kind-Ego-States achtsam, genau und liebevoll wahrzunehmen und – bei weiter geschlossenen Augen – zu benennen. Damit werden die Gefühle des Kind-Ego-States verbalisiert, und zugleich ist der Therapeut nahe am inneren Prozess des Klienten: »Schauen Sie das trauernde Mädchen nun genauer an, und beschreiben Sie es mir. – Wie ist es gekleidet? – Sitzt oder steht das Mädchen? In welcher Körperhaltung sehen Sie es jetzt? – Was sehen Sie in seinem Gesicht und in seinen Augen? Welche Gefühle wollen sich zeigen? – Welche Gefühle Ihres trauernden Kindes nehmen Sie wahr? Ist das Mädchen erstarrt, traurig oder verängstigt, oder zeigen sich noch andere Gefühle? Nehmen Sie

das Mädchen bitte genau wahr. – Nehmen Sie an Ihrem Mädchen noch etwas anderes wahr? – Schauen Sie genau hin, und nehmen Sie es in seinen Gefühlen empathisch wahr.«

Die Klientin wird eingeladen, nach jeder Frage zu antworten. Dabei lässt sie die Augen geschlossen und bleibt in der Tiefenentspannung oder Trance. So kann die Beraterin am Prozess teilnehmen und die nächsten Fragen je nach Antwort spezifizieren. Zur intensiven Aktivierung des Kind-Ego-States ist es förderlich, in der Anleitung den Vornamen des Kindes zu benutzen. Ziel dieses Prozessschrittes ist ein genaues und achtsames Kennenlernen des trauernden Kind-Ego-States, insbesondere seiner Gefühlsreaktionen. Dies wird durch den nächsten Schritt vertieft:

- *Identifikation mit dem Kind-Ego-State:* Wenn die Klientin stabil genug ist, kann sie nun von der dissoziierten Betrachtung des Kind-Ego-States in eine Identifikation mit ihm gehen, sodass der Kind-Ego-State in seinen Gefühlen von innen her erlebt wird. Dies ermöglicht eine genauere und intensivere Wahrnehmung der inneren Gefühlswelt des trauernden oder trotzig-wütenden Kind-Ego-States: »Wenn Sie möchten, können Sie nun das Mädchen von innen her erleben. Schlüpfen Sie in das Mädchen sozusagen hinein, und sind Sie jetzt das Mädchen. – Wenn Sie nun ganz das Mädchen sind, dann zeigt es mir ein Kopfnicken. – Darf ich das Mädchen direkt mit du ansprechen? – Wie geht es dir jetzt mit dem Tod deiner lieben Oma? – Was empfindest du in deinem Körper? – Was fühlst du jetzt, nachdem deine liebe Großmutter sterben musste und sie nicht mehr da ist? – Wo im Körper spürst du am deutlichsten dieses Gefühl? – Was denkst du dabei, und welche Sätze fallen dir dazu ein?«

Der Kind-Ego-State wird nun gebeten, die Fragen direkt zu beantworten, dabei bleibt die Klientin in Trance. Der Therapeut bleibt in einer einfühlsam begleitenden und sicheren Haltung, um die Verlustgefühle gut zu halten. Diese Gefühle werden als angemessener Ausdruck des Verlustes erlaubt, gewürdigt und beim Abfließen über den Atem begleitet.

Dann wird die Klientin gebeten, wieder aus dem Kind-Ego-State hinauszutreten und ihn liebevoll wahrzunehmen. Diese Disidentifikation und erneute Besetzung des Erwachsenen-Ego-States brauchen wir nachher für die Beelterungsarbeit.

> *Beachte!*
> *Kann der Kind-Ego-State von damals nicht visualisiert werden, dann wird hypothetisch über das Kind von damals, sein mögliches Aussehen und seine Gefühle gesprochen. Dies ist natürlich nicht so wirkungsvoll wie die Arbeit in einer Tiefenentspannung oder Trance, kann aber eine Trance vorbereiten oder eine durchaus ebenfalls wirksame Reflexion in Gesprächsform darstellen.*

Steht nun der Kind-Ego-State vor dem inneren Auge der Klientin, kann sehr direkt mit der weiter unten beschriebenen Beelterungsarbeit eingesetzt werden.

4.4.2 Imagination des trauernden Kind-Ego-States in einer erinnerten Verlustsituation

Für den weiteren Prozess brauchen wir auch die Imagination des Kind-Ego-States in verschiedenen konkreten Verlustsituationen, um nachher den Kind-Ego-State genau in dieser schmerzlichen oder traumatisieren Situation zu beeltern. Der Zugang hierzu erfolgt zunächst über das Abfragen von Erinnerungen, die bewusst zugänglich sind. Damit die Klientin zu weiteren, nicht mehr bewussten Erinnerungen gelangen kann, wird sie zu einer leichten Trance oder Tiefenentspannung über den Atem eingeladen. Dann wird ihr Unbewusstes gebeten, weitere Erinnerungen zugänglich zu machen. Dabei ist zu berücksichtigen, dass über das Imaginieren von konkreten Erinnerungssituationen heftige Gefühle getriggert werden können. Deshalb ist vorab zu klären, ob die Klientin für diesen Prozess stabil genug ist. Zudem wird sie am besten über die Bildschirmtechnik angeleitet, die es erlaubt, die Szene zunächst aus der Distanz zu betrachten:

- *Dissoziation installieren für bevorstehende Erinnerungen:* Alle Erinnerungen – bewusst zugänglich oder in Trance aufsteigend – werden zur Sicherheit zunächst auf einen Bildschirm projiziert; dort können sie aus einem sicheren Abstand heraus angeschaut werden: »Ich möchte Sie anleiten, einen Bildschirm vor sich zu sehen. – Wählen Sie dazu einen guten Abstand, sodass Sie die dann auftauchende Szene aus einer sicheren Distanz anschauen können. Sie können über eine Fernbedienung das Bild größer oder kleiner werden lassen und das Bild zunächst in Schwarz-Weiß auf dem Bildschirm sehen. Beschreiben Sie bitte für mich den Bildschirm. – Wie weit sind Sie vom Bildschirm entfernt? – Können Sie Bildgröße und Bildfarbe ganz ruhig und sicher steuern?«

- *Aktivierung einer Verlusterinnerung und des zugehörigen Kind-Ego-States:* Im Gespräch über den Verlust sind in der Regel die wichtigsten Situationen des Verlustes bekannt und können so auch direkt als Imagination abgerufen werden: »Ich möchte Sie jetzt bitten, die vorher besprochene Verlustsituation und Ihr Kind von damals in dieser Situation auf Ihrem Bildschirm in einem guten Abstand auftauchen zu lassen.« Gibt es keine Erinnerung oder noch weitere bisher nicht zugängliche Erinnerungen, wird das Unbewusste gebeten, eine solche Erinnerung auf dem Bildschirm auftauchen zu lassen: »Ich möchte Ihr Unbewusstes bitten, eine wichtige, bisher noch nicht bewusste oder bekannte Situation aus der Verlustzeit jetzt auf Ihrem Bildschirm auftauchen zu lassen.«
- *Achtsame Exploration der Erinnerungsszene:* »Schauen Sie diese Szene auf dem Bildschirm genauer an. Was geschieht in dieser Situation? Welche Personen sind in der Szene zu sehen? – Wo ist das Mädchen in der Situation? – Schauen Sie das Mädchen freundlich liebevoll an: Wie steht das Mädchen da? Welche Haltung, welchen Gesichtsausdruck zeigt es jetzt? Wie geht es dem Kind jetzt in dieser Szene?«
- *Fokussierung auf den Kind-Ego-State:* Nun wird der Kind-Ego-State wie bei der direkten Aktivierung des Kind-Ego-States (vgl. letzten Abschn.) achtsam in seinen Gefühlen exploriert und wahrgenommen.

Beachte!

Im Verlauf einer nachholenden Trauerarbeit müssen verschiedene Erinnerungsszenen und damit verschiedene Kind-Ego-States aufgerufen und dann mit der Beelterung bearbeitet werden. So kann zum Beispiel eine zentrale Erinnerungsszene aus der Krankheitszeit der verstorbenen Großmutter, dann die Erinnerung an die Bestattung und schließlich noch eine Szene ein halbes Jahr nach dem Tod für den Gesamtprozess zu bearbeiten sein.

In diesem Prozess erlebt die Klientin häufig zum ersten Mal, dass das Kind oder der Jugendliche in seiner Verlustsituation überhaupt gesehen und in seinen Gefühlen ernst genommen wird. Dies hat häufig schon eine erste heilsame Wirkung für den Kind-Ego-State.

Sollten dabei intensive Gefühle auftauchen, muss die Therapeutin sie einfühlsam benennen und zusichern, dass der Kind-Ego-State und die Klientin von ihr ganz sicher gehalten werden. Dann kann die Therapeutin dazu einladen, die Gefühle über das Ausatmen abfließen zu lassen.

4.5 Die Beelterungsarbeit – Basis einer gelingenden nachholenden Trauerarbeit

Ist nun der Kind-Ego-State aktiviert und in seinen Gefühlen wahrgenommen, beginnt die Beelterungsarbeit, die die Klientin im und mit dem Erwachsenen-Ego-State für den trauernden Kind-Ego-State übernimmt. Deshalb ist es zunächst wichtig abzuklären, ob die Klientin sicher ihren Erwachsenen-Ich-Zustand einnehmen und besetzen kann. Die Klientin sollte im Hier und Jetzt der äußeren Realität gut orientiert, in guter Beziehung zur Therapeutin sein und ihre Gefühle sicher regulieren können.

Exkurs:

Resilienzfaktoren für trauernde Kinder und Jugendliche – Empirische Ergebnisse

Wie Kinder und Jugendliche einen frühen Verlust produktiv integrieren können, hängt auch von den ihnen zur Verfügung stehenden Resilienzfaktoren ab. Untersuchungen an Kindern, die den Verlust eines Eltern- oder Großelternteil erlebten, zeigen, dass 10 % der trauernden Kinder als hochresilient, 75 % als mittelgradig resilient und die verbleibenden 15 % als vulnerabel bis hochvulnerabel eingeschätzt werden (Stokes 2014). Bei den Untersuchungen kristallisieren sich drei zentrale Resilienzfaktoren heraus: eine sichere Bindung zu einem Familienmitglied, im Idealfall zum verbleibenden Elternteil; ein guter Kontakt zu Gleichaltrigen; und ein Kompetenzbereich, in dem sich die Kinder in ihren Fähigkeiten anerkannt und geschätzt fühlen. Eine gute innere Beziehung zur verstorbenen Person ist ebenfalls ein wichtiger Resilienzfaktor, der sich aber erst nach dem Verlust entwickelt und von der Unterstützung durch das Umfeld abhängt.

Daneben gibt es auch förderliche Persönlichkeitsfaktoren, die zum Teil genetisch angelegt sind, wie ein offenes und anpassungsfähiges Temperament in der frühen Kindheit. Allerdings muss man bei der Einschätzung der Resilienz von trauernden Kindern und Jugendlichen auch vorsichtig sein, denn besonders Jungen zeigen oft auch eine sogenannte Pseudoresilienz einer stoischen Haltung, die den Trauerprozess vermeidet (ebd.).

Trauernde Kinder und Jugendliche profitieren generell von frühzeitigen Interventionen – innerhalb von sechs Monaten nach dem Verlust (ebd.). Neben einem auf die Trauer fokussierten Arbeiten ist insbesondere die Förderung der Ressourcen und Resilienzen wichtig. Neben Beratungsangeboten sind aufsuchende Begleitung, Trauergruppen und Outdoor-Aktivitäten für trauernde Kinder und Jugendliche hilfreiche Angebote.

Beachte!

Als heilsamer Ego-State wird in der nachholenden Trauerarbeit in der Regel der Erwachsenen-Ego-State genutzt. Der Erwachsenen-Ego-State übernimmt dabei elterliche Aufgaben und Funktionen mit haltenden, fürsorglichen, tröstenden Qualitäten. Um Missverständnissen vorzubeugen, will ich klarstellen, dass dieser Ego-State kein Eltern-Ego-State darstellt.

Der Beelterungsprozess für den Kind-Ego-State umfasst folgende Prozessschritte:

- *Wahrnehmung des Kind-Ego-States in seinen Gefühlen:* Dieser oben schon beschriebene Prozessschritt steht immer am Beginn der eigentlichen Beelterungsarbeit. Die genaue Wahrnehmung und das Verständnis der Gefühle des Kind-Ego-States ermöglichen einerseits das Erkennen der Bedürfnisse des Kind-Ego-States in der Verlustsituation, andererseits bahnt dies über die Spiegelneuronen beim Erwachsenen-Ego-State seine Bereitschaft zum Beeltern.
- *Wahrnehmung der Bedürfnisse des Kind-Ego-States:* Die Klienten werden gebeten, nun die Bedürfnisse des trauernden Kindes allgemein oder in der konkreten Verlustsituation wahrzunehmen. Die Schlüsselfrage lautet hier: Was braucht der Kind-Ego-State jetzt in seinem Schock, Verwirrtsein oder Schmerz? »Sehen Sie als erwachsene Frau/erwachsener Mann das Kind in seinen

Gefühlen an. – Was braucht das Kind jetzt mit seinen Gefühlen von Schmerz/Trauer/Lähmung/Wut? Schauen Sie aus der erwachsenen Position das Kind mit dieser Frage noch einmal genauer an, und lassen Sie in sich spontan eine Antwort entstehen. Was braucht das Kind in dieser schmerzlichen Situation jetzt von Ihnen?«

- *Aktivieren des Erwachsenen-Ego-States zur Beelterungsarbeit:* Hier geht es zunächst um die spontane Aktivierung des Erwachsenen-Ichs mit seinen Fähigkeiten und Ressourcen: »Wie rührt Sie als Erwachsenen jetzt Ihr trauerndes Kind mit seinen Gefühlen und seinen Bedürfnissen an? Was spüren Sie jetzt bei sich als erwachsene Frau/erwachsener Mann? – Wenn Sie dies nun bei sich zulassen, welcher spontane Impuls will jetzt bei Ihnen auftauchen? Was wollen Sie als Erwachsener jetzt für Ihr Kind in seinem Schock/ Verwirrtsein/ Schmerz tun?«

In aller Regel fühlt der Erwachsene sich vom Kind-Ego-State existenziell berührt, und es tauchen sofort Ideen auf, was der Erwachsene für das Kind tun kann.

> *Beachte!*
>
> *In Situationen, in denen der Erwachsenen-Ego-State geschwächt ist, können auch andere Ressourcen-Ego-States wie beispielsweise eine spirituelle Gestalt oder eine positive Großelternfigur aktiviert und eingesetzt werden. Für die Kind-Ego-States ist oft auch ein Tier eine hilfreiche Ressourcengestalt. Dieses Vorgehen ist häufig bei einer akuten Verlustsituation nötig, weil hier der Erwachsene wegen des Verlustes, der jetzt stattgefunden hat, in seiner Trauer häufig zunächst nicht ausreichend stabil ist, um tröstend zum Kind-Ego-State von damals gehen zu können.*

- *Impulse zur konkreten Beelterung:* Zunächst genügt die Instruktion an den Erwachsenen-Ego-State, aus dem eigenen Impuls heraus dem Kind das in der Verlustsituation Nötige zu geben, meist aber braucht es dann weitere konkrete Anleitungen, wie der Erwachsenen-Ego-State die Beelterung umsetzen kann: »Gehen Sie jetzt als Erwachsener zu dem Kind, nehmen Sie Kontakt zu ihm auf. – Vielleicht ganz behutsam und vorsichtig, vielleicht aber auch entschlossen und direkt. Vielleicht braucht das Kind jetzt eine Umarmung, vielleicht zuerst nur den Satz

›Ich bin jetzt für dich da‹. – Tun Sie jetzt für das Kind das, was für Ihr Kind und Sie stimmig ist. – Teilen Sie mir mit, was Sie jetzt für Ihr Kind tun und wie es darauf reagiert.«

- *Konkretes Umsetzen der Beelterung:* In der Regel braucht die Beelterungsarbeit folgende Instruktionen, die je nach Rückmeldung über ihre Wirkung auf den Kind-Ego-State abgewandelt oder je nach konkreter Verlustsituation in der Reihenfolge verändert werden: »Geben Sie Ihrem trauernden/verzweifelten/verlassenen/erstarrten Kind jetzt Ihre körperliche Nähe, und sagen Sie ihm, dass Sie jetzt da sind.« – »Halten Sie Ihr Kind in Ihren Armen, oder legen Sie einen Arm um das Kind und geben Sie ihm für seine Gefühle jetzt den Halt, den es braucht.« – »Sagen Sie Ihrem Kind, wie schlimm es ist, dass dieser liebe Mensch sterben musste und dass das für Ihr inneres Kind wirklich traurig ist.« – »Erklären Sie Ihrem inneren Kind, wie der nahe Mensch (zum Beispiel an einer Krankheit oder bei einem Unfall) gestorben ist. Erklären Sie es kindgemäß und ehrlich. Ihr Kind kann die Wahrheit aushalten.« – »Sichern Sie Ihrem Kind zu, dass der nahe verstorbene Mensch jetzt an einem guten Ort ist und dass es ihm dort gut geht. Wie immer Sie das als Erwachsener verstehen wollen, das Kind braucht diese Zusicherung. Diese Zusicherung gibt Ihrem Kind jetzt eine erste Beruhigung.« – »Erlauben Sie Ihrem Kind all seine Gefühle, die jetzt da sind. Sagen Sie dem Kind: ›Es ist in Ordnung, gelähmt zu sein, zu schreien, zu weinen und noch etwas ganz anderes zu fühlen. Alle deine Gefühle dürfen jetzt da sein.‹« – »Sagen Sie Ihrem Kind: ›Deine Gefühle, die passen jetzt zu dem, was geschehen ist und wie es dir jetzt geht.‹« – »Erlauben Sie Ihrem Kind, die Gefühle jetzt zu zeigen, zu weinen und die Gefühle im Weinen abfließen zu lassen. Sichern Sie ihm zu, dass Sie die Gefühle gut halten und aushalten.« – »Halten und streicheln Sie Ihr trauerndes Kind dabei, lassen Sie Ihr Kind Ihr ruhiges Atmen spüren. Und trösten Sie es so über Ihre körperliche, haltende Nähe.« – »Achten Sie darauf, wie die Körperspannung Ihres Kindes sich jetzt lösen kann, wie das Schluchzen und Weinen allmählich nachlässt, wie Ihr Kind vielleicht noch zittert, sich dann ganz eng an Sie anschmiegt, sich beruhigt oder vielleicht dann in Ihren Armen müde und zugleich entspannt einschläft.«

Zentral bei der Beelterungsarbeit ist der körperliche Halt. Manchmal benötigt der Kind-Ego-State Zeit, die körperliche Nähe des Erwachsenen zuzulassen. Dann braucht es eine behutsame, zurückhaltende Form der Nähe, bis das Kind den so wichtigen klaren und eindeutigen körperlichen Halt annehmen kann. Ebenso wichtig sind einfache, aber wahrheitsgemäße Erklärungen zum Tod des nahen Angehörigen und zu den Todesumständen. Dies muss aber unbedingt durch die Zusicherung, dass der Verstorbene an einem guten Ort ist, ergänzt werden. Für die hier schon beginnende innere Beziehung des Kind-Ego-States zum Ego-State des Verstorbenen ist diese Zusicherung sehr wichtig und wirkt auf den Kind-Ego-State beruhigend. Die hier beschriebene Beelterungsarbeit wirkt für den Kind-Ego-State tröstlich, ohne dass ein Trost direkt verbal ausgedrückt wird. Ein solcher verbaler Trost wirkt häufig unglaubwürdig oder aufgesetzt.

Die Beelterungsarbeit hat entsprechend dem jeweiligen emotionalen Zustand eines Kind-Ego-States unterschiedliche Nuancen: Der dissoziierte Kind-Ego-State braucht vor allem körperlichen Halt, damit sich die Dissoziation langsam in den Armen des Erwachsenen lösen und in die Trauer fließen kann. Der durch den Verlust verwirrte Kind-Ego-State braucht neben körperlichem Halt vor allem kindgemäße Erklärungen für die Vorgänge und Fakten, die mit dem Tod des nahen Angehörigen, aber auch mit ihm selbst geschehen sind. Dem traurigen, in seinem Schmerz untröstlichen Kind-Ego-State sollte die Untröstlichkeit erlaubt werden, weil genau dies paradoxerweise tröstlich wirkt. Der vermeidende oder leugnende Kind-Ego-State braucht zunächst die Erlaubnis, das Geschehene nicht wahrhaben zu können und zu wollen. Erst später wird sich in der behutsamen, begleiteten Konfrontation die Realisierung allmählich einstellen können. Ein wütender Kind-Ego-State braucht die Anleitung, wie er die Wut ausdrücken kann, zum Beispiel indem er wütend auf ein Kissen einschlägt oder symbolisch einen Gegenstand zerstört. Erst später kann dann in der Realisierungsarbeit die Wut in ein begleitetes Erleben der Ohnmacht und dann in eine abfließende Trauer transformiert werden.

Beim Beelterungsprozess ist wichtig, dass die Therapeutin den Klienten immer wieder um kurze Rückmeldungen bittet, damit sie nahe am Prozess bleiben und den Erwachsenen-Ego-State des Klienten in seinem Beeltern unterstützen kann. So kann die Therapeutin zum Beispiel den Klienten anleiten, dem Kind noch mehr Nähe, Sicherheit, Trost oder aber auch mehr Behutsamkeit oder Freiraum für das eigene Erleben zu geben.

- *Abschluss der Beelterungsarbeit – den Kind-Ego-State an den haltenden Trauerort bringen:* In aller Regel beruhigt sich der Kind-Ego-State durch die hier vorgestellten Prozessschritte des Beelterns, schmiegt sich nun sehr nahe an den Körper des Erwachsenen-Ego-States und kann sich ganz in dessen Umarmung begeben. Häufig schluchzt der Kind-Ego-State in den Armen des Erwachsenen-Ego-States noch einmal tief, um dann ruhig zu atmen und die Körperspannung aus dem Körper gehen zu lassen. Manchmal zittert das Kind gegen Ende des Prozesses noch einmal, um dann sich tief zu entspannen oder einzuschlafen. Das schlafende Kind wird behutsam zum Trauerort gebracht und dort zum Schlafen niedergelegt, während der Erwachsenen-Ego-State an seiner Seite sitzt, ihm tröstende Worte zuflüstert, summt oder etwas singt. Ist das Kind am Ende der Beelterung noch wach, wird ihm erklärt, dass der Erwachsenen-Ego-State es nun an den schon bekannten haltenden Trauerort bringen wird. Dort wird es gebeten, sich einen guten Platz zu suchen: »Sagen Sie Ihrem Kind, das nun ein Stück getröstet und beruhigt ist, dass es sich dort am Trauerort einen guten Platz suchen soll. Einen Platz, an dem es sich mit dem Erlebten und der möglicherweise noch vorhandenen Trauer ganz geborgen und gehalten fühlen kann. Dort kann sich Ihr Kind in seiner Trauer zurückziehen und den guten Halt dieses Ortes spüren. – Fragen Sie Ihr Kind, ob es noch etwas an diesem Ort für sich und die Trauer braucht, vielleicht ein Schmusetier, ein Haustier, eine Freundin oder eine andere hilfreiche Gestalt.« Die Klientin wird gebeten, noch eine Weile dort an diesem Ort zu bleiben und den Kind-Ego-State dann an diesem Ort zu lassen mit der Zusicherung, dass sie immer wieder nach dem Kind-Ego-State – bewusst oder unbewusst – schauen wird. Zugleich wird das Unbewusste gebeten, das Kind weiter dort zu halten und ihm weitere heilsame Prozesse zukommen zu lassen.
- *Alternativer Abschluss der Beelterungsarbeit – guter Körperort für den Kind-Ego-State:* Eine andere sehr hilfreiche Möglichkeit, dem Kind im Anschluss an die Beelterungsarbeit einen guten, tröstlichen Ort zu geben, ist der Körper der Klientin. Die Klientin wird gebeten, den zuvor beelterten Kind-Ego-State liebevoll und zugleich fest zu umarmen, um den Kind-Ego-State dann in den Körper schlüpfen zu lassen und ihm im Körper einen guten

Platz zu geben: »Nehmen Sie nun Ihr Kind, das von Ihnen gehalten/beruhigt/getröstet wurde, nochmals liebevoll und fest in die Arme, und lassen Sie dann Ihr Kind sozusagen in Ihren Körper schlüpfen. – Geben Sie Ihrem getrösteten Kind jetzt einen guten Platz im Körper. – An welche Körperstelle will Ihr Kind jetzt schlüpfen? – Legen Sie bitte eine Hand auf diese Körperstelle, und spüren Sie, wie Ihr getröstetes Kind jetzt dort einen guten Platz findet. – Dort ist Ihr Kind jetzt gut bewahrt und wird dort weiter heilsame Erfahrungen machen. – Ich möchte Ihren Körper, man könnte auch sagen: Ihr Unbewusstes darum bitten, die heilenden und heilsamen Prozesse auch unbewusst für Ihr Kind an dieser Körperstelle weiterzuführen.« Die Klientin wird zum Abschluss gebeten, bis zur nächsten Sitzung immer wieder achtsam zu spüren, wie es dem beelterten Kind-Ego-State in ihrem Körper geht.
- *Utilisierung für die aktuelle Thematik oder Symptomatik:* Der beschriebene Beelterungsprozess wird nun – wie auch alle folgenden therapeutischen Prozesse – für die innere Beziehung des Kind-Ego-States zu seiner Trauer, aber auch zum Ego-State des Verstorbenen utilisiert: »Achten Sie in den nächsten Tagen darauf, wie diese heutige Beelterungsarbeit sich auf die noch verbleibende Trauer Ihres Kindes weiter auswirken wird. Vielleicht verändert sich auch jetzt schon die innere Beziehung Ihres Kindes zu Ihrem verstorbenen Angehörigen.« Schließlich wird der therapeutische Prozess am Ende der Sitzung auf die aktuelle Thematik oder Symptomatik bezogen: »Achten Sie in den nächsten Tagen darauf, wie sich die heilsamen Veränderungen in Ihrem Kind auf Ihr aktuelles Thema/Problem hilfreich und verändernd auswirken werden. Dies wird mehr unbewusst als bewusst, aber doch ganz sicher geschehen.«

Die verschiedenen Kind-Ego-States benötigen eine jeweils eigene Beelterung, ebenso muss für die verschiedenen konkreten Verlustsituationen jeweils eine eigene Beelterung durchgeführt werden. Für die Klientin von Fallbeispiel, 2 »Die immer vermisste Großmutter«, habe ich vier Beelterungsprozesse durchgeführt: für den Kind-Ego-State in der Zeit der Krebserkrankung der Großmutter, dann für den Kind-Ego-State in der Zeit unmittelbar nach ihrem Tod und dann in der Zeit nach einem halben und schließlich ganzen Jahr nach dem

Tod der Großmutter. Zunächst wurden die ersten beiden Beelterungsprozesse durchgeführt, dann gingen wir in die nachholende Realisierungsarbeit über die Konfrontation mit der Erkrankung und dem Tod der Großmuttter. Die beiden letzten Beelterungsprozesse wurden erst später im Verlauf des therapeutischen Prozesses initiiert.

4.6 Die Beelterungsarbeit in traumatisierenden Verlustsituationen – Das Bergen des traumatisierten Kind-Ego-States

Nicht selten erlebten Klienten in ihrem Kind-Ego-State traumatisierende Verlustsituationen. Die Anregung, den trauernden Kind-Ego-State zu imaginieren oder sich an ihn zu erinnern, triggert dann häufig die traumatisierende Verlustsituation. Dies geschah auch in der nachholenden Trauer- und Beziehungsarbeit bei dem folgenden Fallbeispiel.

Fallbeispiel 8: Die Großmutter stirbt an der Landstraße

Der 40-jährige Zollbeamte erlebt sich in Beziehungen immer wieder als ohnmächtig und bricht dann die Beziehungen ab; darüber hinaus gibt es immer wieder unerklärliche depressive Einbrüche. Der Klient ahnt, dass das mit dem Tod der Großmutter, als er neun Jahr alt war, zusammenhängt. Nach der diagnostischen Eingangsphase, nach Klärung der Stabilität und der Vereinbarung der Ziele der nachholenden Trauer- und Beziehungsarbeit lade ich den Patienten ein, diese Ohnmachtsgefühle über den Körper und im Körper zu aktualisieren und dann dazu ein Erinnerungsbild auf einem Bildschirm erscheinen zu lassen. Es taucht die Verlustsituation auf, in der er als Junge mit seiner Großmutter eine Landstraße entlanggeht. Plötzlich bricht seine Großmutter zusammen und stürzt einen kleinen Abhang hinab. Er sieht, wie sie blau anläuft. Als er zu ihr kommt, reagiert sie nicht mehr auf sein entsetztes Rufen. Der Junge rennt zur Landstraße zurück und versucht, die vorbeifahrenden Autos anzuhalten. Doch viele Autofahrer reagieren nicht auf ihn. Erst nach einiger Zeit hält ein Autofahrer an und ruft den Notarzt, der nur noch den Tod der Großmutter feststellen kann. Der Junge erlebt die Situation wie in Zeitlupe; dabei friert er die ganze Zeit. Die eintreffenden Rettungskräfte veranlassen, dass der Junge zu seinen Eltern gebracht wird.

Hier wird also nicht nur der Verlust erlebt, sondern die Umstände des Verlustes sind für den Junge massiv traumatisierend. Dies wird in den dissoziativen Prozessen im Erleben des Jungen sichtbar. Deshalb braucht es neben dem verlustorientierten therapeutischen Arbeiten hier auch ein traumatherapeutisches Vorgehen. Das Fallbeispiel zeigt auch, dass in der Exploration der Verlustsituation nach traumatisierenden Kontexten beim Erleben des Verlustes gefragt werden muss. Nicht immer sind diese Situationen der Erinnerung noch zugänglich, meist werden sie zudem von den Klientinnen in ihrer traumatisierenden Wirkung unterschätzt. Andererseits gilt für traumatisierende Verlustsituationen auch, dass sie ein Monotrauma darstellen. Deshalb sind die Emotionen für einzelne traumatisierende Verlustsituationen meist nicht mehr so massiv und überflutend wie bei einer fortgesetzten Traumatisierung in der Kindheit durch körperliche oder sexuelle Gewalt über längere Zeit. Zudem hat auf der unbewussten Ebene meist schon ein Verarbeitungsprozess begonnen, der über die Jahre auch ein Stück heilsam gewirkt hat. Dennoch muss natürlich im Einzelfall mit intensiven emotionalen Reaktionen und der Gefahr einer Retraumatisierung gerechnet werden. In der Regel lässt sich die mögliche Intensität der Gefühle recht sicher klären, indem man die Klientin fragt, wie intensiv jetzt die Gefühle beim ersten vorsichtigen, noch dissoziierten Erinnern der Situation zu spüren sind.

Exkurs:

Frühe Verluste als Bindungstraumata?

Körperliche und sexuelle Gewalt sowie Vernachlässigung in der Kindheit traumatisieren Kinder und Jugendliche immer auch auf der Bindungsebene, sodass sie einen unsicheren oder desorganisierten Bindungsstil entwickeln. Deshalb muss man hier immer auch von einem Bindungstrauma ausgehen. Auch frühe Verluste können sich traumatisierend auf Kinder und Jugendliche auswirken, ganz sicher dann, wenn Kinder oder Jugendliche den gewaltförmigen oder plötzlichen Tod eines nahen Angehörigen erleben oder alleine den Angehörigen tot auffinden. Traumatisierend wirken häufig auch die Umstände, wie ein Kind oder Jugendlicher die Todesnachricht erfährt und wie dabei das familiäre Umfeld reagiert. Auch der Suizid eines Familienmitgliedes hat in der Regel traumatisierende Auswirkungen auf Kinder und Jugendliche, weil er sie in ihrer Beziehung zum Verstorbenen massiv verstört. Traumatisierend wirken ganz sicher auch Mehrfachverluste oder der Verlust beider Eltern, wie dies häufig bei aus Kriegs- und Bürgerkriegsgebieten geflüchteten

Kindern und Jugendlichen vorkommt. Es sind also im Wesentlichen die traumatisierenden Kontexte des Verlustes, die ein Verlusttrauma und möglichweise eine posttraumatische Störung auslösen können. Dabei gilt folgende Regel: Je direkter und näher der Verlust erlebt wird, je gewaltförmiger, plötzlicher und unerwarteter der Verlust ist, desto höher das traumatisierende Potenzial eines Verlustes für Kinder und Jugendliche. Es stellt sich aber die Frage, ob der frühe Verlust eines nahen Familienangehörigen als Entzug eines zentralen Bindungsobjektes an sich ein Trauma darstellt. Eine eindeutige Antwort lässt sich in der wissenschaftlichen Literatur nicht finden. Ich tendiere dazu, dies zurückhaltend zu beurteilen. Zwar stellt der Verlust eines Bindungsobjektes das Bindungssystem unter massiven Stress mit durchaus auch traumatischen Aspekten, aber es gibt in der Regel andere Bindungsfiguren, die wenigstens zum Teil den Objektverlust mildern und ausgleichen können (vgl. den vorigen Exkurs zu den Resilienzfaktoren). Es wird also nicht das ganze Bindungssystem aufgelöst oder – wie bei sexueller Gewalt – massiv gestört. Dazu kommt, dass die innere weitergehende Beziehung zum Ego-State des Verstorbenen wenigstens eine symbolische Bindung ermöglicht. Es bleibt abzuwarten, ob empirische Erkenntnisse und weitere Erfahrungen mit frühen Verlusten meine Einschätzung bestätigen oder widerlegen werden. Sicherlich hängt dies auch von der Definition des Traumas und des Bindungstraumas ab.

Wird über traumatisierende Verlustsituationen berichtet oder tauchen sie während des Therapieprozesses auf, wird mit diesen Situationen traumatherapeutisch gearbeitet. Ich bezeichne das spezifische Vorgehen hier in der nachholenden Trauer- und Beziehungsarbeit als *Traumatransformation*. Im Zentrum der transformierenden Arbeit an der traumatisierenden Verlustsituation steht das Bergen des Kindes aus der traumatisierenden Verlustsituation. Diese Methode verdanke ich dem sehr hilfreichen und instruktiven Buch von Gabriele Kahn (2010). Dabei wird der traumatisierte Kind-Ego-State aus der Verlustsituation herausgenommen und geborgen, sodass wir hier von einer Bergungsarbeit bezüglich des Kind-Ego-States sprechen können. Dabei wird die Realität der Situation, insbesondere die Realität des Todes des nahen Angehörigen, respektiert, aber die emotionale Situation des Kind-Ego-States wird durch seine Herausnahme verändert. Für die traumatransformatorische Arbeit an einer traumatisierenden Verlustsituation sind folgende Prozessschritte vorzusehen:

- *Etablierung eines stabilen Erwachsenen-Ego-States:* Der Klient wird gebeten, Kontakt zu seinen erwachsenen Fähigkeiten aufzunehmen, sich im Hier und Jetzt und als erwachsenes Gegenüber zur Therapeutin zu erleben.
- *Etablierung eines Bildschirms:* Entsprechend der bekannten Bildschirmtechnik wird der Klient gebeten, sich einen Bildschirm zum Beispiel eines Computers oder Fernsehers vorzustellen, um dort auf diesem Bildschirm die traumatisierende Verlustsituation in einem guten Abstand zu beobachten.
- *Dissoziiertes Betrachten der traumatisierenden Verlustsituation:* Der Klient wird gebeten, kurz zu beschreiben, was er auf dem Bildschirm sieht, insbesondere die Gestalt des betroffenen Kindes oder Jugendlichen. Sollten beim Klienten Tränen in die Augen treten, wird die Trauer erlaubt und zum Abfließen eingeladen, dann wird der Klient angeleitet, wieder in die distanzierte Betrachtung aus dem Erwachsenen-Ego-State zu gehen. Schließlich wird er gebeten, die traumatisierende Verlustszene aus dem Abstand heraus zu beschreiben: »Lassen Sie jetzt Ihre Gefühle bei Ihrem Jungen, und gehen Sie noch einmal ganz in Ihren erwachsenen Zustand, und schauen Sie auf den Bildschirm. Wir werden gleich etwas für Ihren Jungen tun. Beschreiben Sie mir aber zuerst noch einmal in der dritten Person, was mit dem Kind dort in dieser Situation geschieht.«
- *Initiierung des Bergens des Kind-Ego-States:* Ähnlich wie bei der normalen Beelterungsarbeit wird der Klient – nun allerdings direktiver – instruiert, als Erwachsener zu dem Kind-Ego-State in die traumatisierende Verlustsituation zu gehen, um den Kind-Ego-State in die Arme zu nehmen und ihn dann entschlossen und entschieden aus der Traumasituation zu bergen. Dabei ist sehr darauf zu achten, dass der Klient im Erwachsenen-Ich bleibt. Manchmal ist es hilfreich, dem Erwachsenen-Ego-State einen Ressourcen-Ego-State an die Seite zu geben. Sehr häufig tauchen hier aus dem Unbewussten spirituelle Gestalten wie ein Engel oder eine Lichtgestalt auf. »Gehen Sie jetzt als erwachsener Mann zu dem Jungen in dieser schlimmen Situation. Gehen Sie ganz klar, mit großer Entschlossenheit dort hinein, um Ihren Jungen aus dieser schrecklichen Situation zu bergen.

Bleiben Sie dabei gut im Erwachsenen-Ich! Ich begleite Sie dabei mit meiner Stimme und mit meiner Anleitung. Gehen Sie zu dem Jungen, und sagen Sie ihm: ›Ja, das ist schrecklich, was du jetzt siehst und hörst. Du bist zu Recht erstarrt und gelähmt, entsetzt und verwirrt. Ich bin jetzt da und helfe dir.‹ Nehmen Sie Ihren Jungen in die Arme, und geben Sie ihm guten, festen Halt.«

- *Hinausführen des Kind-Ego-States:* Nun wird der Klient angeleitet, den Kind-Ego-State aus der Situation hinauszuführen und an den vorbereiteten haltenden Trauerort oder an den schützenden, sicheren Ort zu bringen: »Führen Sie jetzt Ihren Jungen aus der schlimmen Verlustsituation heraus mit den Worten ›Ich bringe dich jetzt an einen guten Ort, an dem du mit deiner Erstarrung und deiner Lähmung gut aufgehoben bist‹. Dann bringen Sie den Jungen an den schon eingerichteten guten Trauerort/an den schützenden Ort, und versorgen Sie ihn dort weiter.«

Beachte!

Wenn der Kind-Ego-State geborgen wird, muss ihm versichert werden, dass man sich auch um den Verstorbenen kümmern wird und dass er an einen würdigen Abschiedsort gebracht wird. Wird dies nicht getan, verletzt der Kind-Ego-State seine fürsorgliche Liebe gegenüber dem Verstorbenen. Er wird sich dann entweder gegen das Bergen wehren oder es nur mit einem Schuldgefühl zulassen.

- *Utilisierung für aktuelle Thematik oder Symptomatik:* Wie schon bei der Beelterungsarbeit wird auch die Bergungsarbeit für die aktuelle Thematik und Symptomatik utilisiert. Der Klient wird gebeten, darauf zu achten, wie sich das heilsame Bergen des Kind-Ego-States auf seine Thematik und sein Wohlbefinden auswirken wird.

Mit der Beschreibung der Bergungsarbeit bei traumatisierenden Verlustsituationen als einer besonderen Form der Beelterungsarbeit ist die Darstellung der Letzteren abgeschlossen. Nun können die weiteren therapeutischen Schritte erfolgen.

4.7 Beelterung und die Transformation des Verlust- und Trauerskriptes

Die Beelterungsarbeit kann auch dazu genutzt werden, die Verlust- und Trauerskripte der Kind-Ego-States aufzulösen und zu transformieren. Dazu wird wieder eine Beelterung des Kind-Ego-States durch den Erwachsenen-Ego-State imaginiert, und dann werden folgende weitere Prozessschritte – hier für das Fallbeispiel 2: »Die immer vermisste Großmutter« – durchgeführt:

- *Erklärung des Entstehens und der Funktion der Verlust- und Trauerskripte:* Der Erwachsenen-Ego-State erklärt dem Kind-Ego-State Folgendes: »Als die Oma gestorben ist, wusstest du nicht, was da geschieht. Aber allmählich hast du gewusst, wie du damit umgehen sollst. Dabei hast du bestimmte Sachen gedacht und gefühlt, die du auch als Sätze sagen könntest. Die waren damals ganz hilfreich, weil du dir da etwas erklären konntest.«
- *Formulieren der Skriptsätze:* Die Sätze des Verlust- und Trauerskriptes wurden schon im Gespräch mit dem Klienten herausgearbeitet (vgl. Abschn. 4.2) und werden jetzt vom Erwachsenen-Ego-State für den Kind-Ego-State nochmals formuliert: »Ich weiß, du hast gefühlt und vielleicht auch gedacht: ›Der Tod der Omi ist so schlimm, dass ich immer traurig sein will.‹ Das kann ich gut verstehen, und das war damals für dich als Kind auch ganz richtig.«
- *Erklären des Preises des Verlust- und Trauerskriptes:* Nun wird dem Kind-Ego-State der Preis des Skriptsatzes genannt: »Und doch hat dich dieser Satz dann immer wieder gebremst. Du bist dann traurig geblieben und konntest nicht mehr richtig fröhlich werden. Das ist schade.«
- *Einladung zur Transformation des Skriptsatzes:* Der erwachsene Klient lädt nun den Kind-Ego-State zur Veränderung des Verlust- und Trauerskriptes ein, dabei wird betont, dass sich der Ego-State des Verstorbenen darüber mitfreuen wird: »Deshalb darfst du diesen schweren Satz, der damals richtig war, jetzt verändern, sodass du dich ganz frei fühlen kannst. Für die Oma ist das ganz in Ordnung, ja noch mehr: Sie wird sich freuen, wenn du nun etwas anders denken und fühlen wirst.«
- *Vorschlag einer neuen Überschrift und ihre Erprobung:* Der Erwachsenen-Ego-State schlägt nun dem Kind-Ego-State eine

transformierte Form des Verlust- und Trauerskriptes als neue, befreiende Lebensüberschrift vor: »Ich will dir jetzt einen guten Satz vorschlagen, der dir hilft, froh zu werden. Spüre, ob der neue Satz so stimmt: ›Ja, der Tod der Omi war schlimm, aber die Trauer darf vergehen, und ich darf wieder fröhlich sein.‹ Und denke daran, dass auch der Oma dieser Satz gefallen würde.« Die transformierte Lebensüberschrift ist nicht einfach das Gegenteil des Trauerskriptes. Vielmehr wird zunächst der richtige Kern des Skriptes gewürdigt, dann wird eine Neuformulierung im Sinne einer Erlaubnis und Ermutigung zu einem neuen Verhalten und Erleben angeschlossen.

- *Abschluss der transformatorischen Arbeit am Verlust- und Trauerskript:* Der Erwachsenen-Ego-State bringt den Kind-Ego-State mit seiner neuen Lebensüberschrift nun an einen heilsamen Entwicklungsort, der aus dem Unbewussten im Prozess abgerufen wird. An diesem heilsamen Entwicklungsort kann nun die psychische Entwicklung des Kind-Ego-States mit der neuen Lebensüberschrift aufgenommen und nachgeholt werden. Die Instruktion an die Klientin lautet nun: »Erklären Sie Ihrem Mädchen, dass Sie es nun mitsamt dem neuen Satz an einen schönen Ort zum Spielen und Lernen – man könnte ihn auch einen heilsamen Entwicklungsort nennen – führen werden. Und während Sie Ihr Mädchen dorthin bringen, taucht dieser heilsame Entwicklungsort jetzt aus Ihrem Unbewussten auf. Dann lassen Sie Ihr Mädchen dort jetzt springen und sich ganz frei entwickeln. Sie schauen mit Freude dieser nun beginnenden Entwicklung zu.« Als Alternative kann der Kind-Ego-State mit seiner neuen Lebensüberschrift in den Körper der Klientin aufgenommen werden, damit er im Körper mithilfe des Unbewussten seine neue Entwicklung weiter fortsetzen kann.

Als Alternative, oft auch als wichtige Ergänzung zur Transformation des Verlust- und Trauerskriptes über die Beelterungsarbeit wird die Begegnungsarbeit auf der inneren Bühne genutzt. Dabei wird der Skriptsatz in die Begegnung mit dem Ego-State des Verstorbenen eingebracht. Von ihm kommt dann in aller Regel eine befreiende Erlaubnis, den Skriptsatz zu verändern (Näheres dazu in Abschn. 6.5).

4.8 Vorbereitung der nächsten Prozessschritte

Im Gesamtprozess einer nachholenden Trauerarbeit sind nach der diagnostischen Phase, der Indikationsstellung einschließlich der Vertragsvereinbarung im Sinne der drei Einladungshorizonte, der Installation eines guten, haltenden Trauerortes und der Beelterungsarbeit die Grundlagen dafür gelegt, nun in die Realisierungs- und Beziehungsarbeit und schließlich in die weitergehenden Entwicklung der Kind-Ego-States einzusteigen. Der Therapeut bespricht den jeweiligen Stand des Therapieprozesses und die nächsten Schritte, für die er sich jeweils das Einverständnis vom Klienten holt, sodass eine größtmögliche Transparenz und damit eine Beteiligung und Mitverantwortung des Klienten bezüglich des laufenden und weiter bevorstehenden Therapieprozesses ermöglicht wird.

5 Nachholende Realisierungsarbeit für die trauernden Kind-Ego-States

5.1 Nachholende Trauerarbeit als vierfache Arbeit mit der Trauer der Kind-Ego-States

Die Realisierungsarbeit ist ein zentraler Aspekt der hypnosystemischen Trauerarbeit. Die Betroffenen müssen schmerzlich realisieren, dass der verstorbene nahe Mensch nicht mehr lebt. Die Realisierung geschieht über den Körper, in dem die Trauergefühle – wie der Verlustschmerz und die Leere – die äußere Realität der Abwesenheit des Verstorbenen abbilden. Erst über das Schmerzerleben im Körper wird die äußere Realität zu einer eigenen, inneren Realität im Trauernden. Zugleich wird er von Beginn an eingeladen, den Schmerz und die Trauer ins Fließen zu bringen, sodass der gesamte Trauer- und Beziehungsprozess einen lebendigen Flussprozess darstellt. Dabei gibt es drei Ziele, die den Einladungshorizonten für die Trauerarbeit entsprechen: Die Trauer darf abfließen und sich transformieren; die Liebe zum Verstorbenen darf bleiben; und der Prozess des Pendelns zwischen Trauer und Liebe soll in ein Leben nach dem Verlust führen, in dem es wieder Glück geben darf.

Dieser Prozess einschließlich der benannten Zielhorizonte findet auch bei Kindern und Jugendlichen und damit für die Kind-Ego-States in der nachholenden Trauer- und Beziehungsarbeit statt. Allerdings sind die Wege des Trauerns bei Kindern und Jugendlichen deutlich komplexer als bei Erwachsenen. Während sich bei Erwachsenen die Realisierungsarbeit im Wesentlichen auf die Arbeit an der eigenen Trauer bezieht, sind bei Kindern und Jugendlichen drei weitere wichtige Aspekte bezüglich ihres Trauererlebens zu bearbeiten. Die nachholende Trauerarbeit für die Kind-Ego-States ist also eine vierfache Trauerarbeit an vier zentralen Aspekten des Trauererlebens, die eine je eigene Dynamik besitzen und demzufolge einen je eigenen Arbeitsprozess mit einer je eigenen Methodik erfordern:

- *Eigene Trauer des Kindes oder Jugendlichen:* Die Trauer ist die angemessene Reaktion des Bindungssystems des Kindes oder Jugendlichen auf die dauerhafte Abwesenheit einer nahen Bindungsperson. Der Verlustschmerz und die Trauer sind die emotionale Antwort darauf, dass der nahe Mensch nicht mehr lebt und dem Trauernden fehlt. Der Verlustschmerz wird im Körper als brennende Wunde erfahren, weil der nahe Mensch aus dem Herz herausgerissen ist. Dies erleben Kinder und Jugendliche ebenfalls, allerdings entsprechend ihrem entwicklungspsychologischen Stand, insbesondere entsprechend ihrem Verständnis des Todes (vgl. Exkurs in Abschn. 4.1.2).

- *Identifikatorische Trauer:* Das Kind oder der Jugendliche trauert mitfühlend für den Verstorbenen, weil dieser nicht mehr leben darf. In der Trauer erlebt sich das Kind oder der Jugendliche als verbunden mit dem Sterben und Tod des nahen Menschen. Diese mit dem Verstorbenen mitfühlende Trauer empfindet das Kind oder der Jugendliche als emotionale Nähe zum Verstorbenen und daher als ein Mitsterben. Aus Mitgefühl für den Verstorbenen identifiziert sich das Kind oder der Jugendliche mit dem Verstorbenen, deshalb bezeichne ich diesen für Kinder und Jugendliche wichtigen Traueraspekt als *identifikatorische Trauer*. Die identifikatorische Trauer gibt es bei schweren Verlusten auch bei Erwachsenen, kann aber von ihnen in der Regel schon bald gelöst werden. Kinder und Jugendliche dagegen bleiben häufig in der Identifikation mit dem Verstorbenen, besonders beim Tod eines Geschwisters. Die identifikatorische Trauer gilt es dann in der nachholenden Trauerarbeit zu transformieren.
- *Übernommene Trauer aus dem Umfeld als systemische Trauer:* Kinder und Jugendliche übernehmen intensiv die Trauer der anderen trauernden Angehörigen im Familiensystem. Ich spreche deshalb auch von *Übernahme-* oder *Systemtrauer*. Neurobiologisch verstanden, reagieren die Spiegelneuronen des Kindes oder Jugendlichen auf die sicht- und fühlbare Trauer der Angehörigen, sodass das Kind oder der Jugendliche die Trauer der Angehörigen so erlebt, als wäre es die eigene Trauer. Kinder und Jugendliche übernehmen die Trauer aus dem System – deshalb auch *systemische Trauer* – aus Mitgefühl für die anderen Angehörigen und aus Liebe zu ihnen.
- *Trauer um den sekundären Verlust der Eltern oder eines Elternteils:* Stirbt in einer Familie ein Kind, so sind die beiden Eltern so massiv von ihrer eigenen Trauer betroffen, dass sie für den verbleibenden Geschwisterteil emotional kaum oder wenig an-

sprechbar sind. Sie fallen in vielen Fällen deshalb über längere Zeit – mindestens zwei bis drei Jahre – als Eltern für die weitere Entwicklung des verbleibenden Geschwisterteils weitgehend aus. Stirbt ein Elternteil oder ein Großelternteil, dann ist ein Elternteil über längere Zeit eingeschränkt als emotionales Gegenüber für die Kinder. Meist zeigt sich in solchen Konstellationen der beschriebene Effekt nicht ganz so massiv wie beim Verlust eines Kindes in der Familie. Wir nennen das emotionale Fehlen eines Elternteils oder beider Eltern nach einem Verlust in der Familie einen *sekundären Verlust*, der für Kinder und zum Teil auch für Jugendliche zu ihrem unmittelbaren Verlust dazukommt.

Exkurs:

Das Todesverständnis von Kindern und Jugendlichen

Die Fähigkeit des Trauerns und die Trauerreaktion bei Kindern und Jugendlichen hängt sehr stark von ihren kognitiven Fähigkeiten und ihrem Todesverständnis ab (Ennulat 2015; Röseberg u. Müller 2014; Franz 2008; Kachler 2017). Kinder im Alter bis zu drei Jahren erleben aufgrund der noch fehlenden oder wenig ausgeprägten Objektkonstanz zunächst kaum eigene Trauer, sondern eine tiefe Verwirrung und Desorientierung. Diese Gefühle werden dann durch die Übernahme der Trauer aus dem System durch die Spiegelneuronen intensiviert. Die übernommene Trauer lässt die Kleinkinder den Verlust also indirekt fühlen, ohne dass sie verstehen, was hier geschieht.

Bis zum Alter von sechs Jahren können die Kinder wegen ihres begrenzten Zeitverständnisses die Endgültigkeit des Todes (Verständnis der Irreversibilität des Todes) und die bleibende Abwesenheit des Verstorbenen nicht begreifen. Aufgrund ihres magischen Denkens glauben sie, dass der Tod revidierbar ist. Zugleich gibt es in dieser Altersphase ein großes Interesse an den konkreten und natürlichen Vorgängen des Sterbens. Kinder können ohne Scheu oder Todesängste Fragen stellen und übernehmen weitgehend die Vorstellungen der Erwachsenen. Es stellt sich ein Verständnis der Ursachen für den Tod wie Krankheit oder Unfall (Verständnis der Kausalität des Todes) und für die körperlichen Hintergründe des Sterbens (Verständnis der physikalisch-biologischen Grundlagen des Todes) ein.

Im achten oder neunten Lebensjahr werden das Sterben und der Tod ein konkreter Vorgang, sodass Kinder begreifen, dass alle Lebewesen sterben müssen (Verständnis der Universalität des Todes). Allerdings wird die Sterblichkeit der eigenen Person und der nahen Angehörigen weitgehend ausgeblendet.

Etwa ab dem neunten Lebensjahr wird die eigene Sterblichkeit bewusst, so dass nun verstärkt die Angst vor Verlust der nahen Angehörigen und vor dem eigenen Sterben entsteht. Kinder trauern nun mit den auch von Erwachsenen bekannten Trauergefühlen. Da ihre Angst vor den Trauergefühlen groß ist, wehren sie sie häufig ab und trauern punktuell (vgl. Exkurs in Abschn. 4.1.2).

Mit Beginn der Pubertät stellen Jugendliche die Fragen nach dem Sinn von Leben und Tod. Für sie sind deshalb bei einem Verlust die Gefühle von Ungerechtigkeit und rebellischer Wut zentral. Jugendliche lehnen deshalb häufig auch die gängigen Vorstellungen vom Weiterleben des Verstorbenen und eines transzendenten Ortes für den Verstorbenen vehement ab. Zugleich entwickeln sie eigene Trauer- und Beziehungsrituale zum Beispiel über die neuen Medien.

Dieser kurze Exkurs (die Altersangaben können je nach familiärem Umfeld des Kindes auch ein wenig abweichen) zeigt, dass bei sehr frühen Verlusten etwa bis zum zehnten Lebensjahr die nachholende Realisierungs- und Beziehungsarbeit unabdingbar ist, weil erst der Erwachsene rückblickend ganz realisieren und fühlen kann, was der zurückliegende Verlust eigentlich bedeutet.

Die vierfache Trauerreaktion lässt sich am folgenden Fallbeispiel illustrieren.

Fallbeispiel 9: Nicht erwachsen werden wie mein Halbbruder, der sich suizidiert hat

Die 18-jährige Julia bleibt seit ihrem 18. Geburtstag im Bett liegen, vernachlässigt sich und verweigert den Schulbesuch. Julia war bis dahin eine gute Schülerin, war Schulsprecherin und hatte viele Freunde und Freundinnen. Nach einem halben Jahr des depressiven Rückzugs können die Eltern sie motivieren, die Beratungsstelle für ein erstes Gespräch beim mir aufzusuchen. Gegen Mitte des Gespräches frage ich sie, was sie mit dem 18. Geburtstag verbindet. Sie erstarrt und gerät in eine Dissoziation, dann treten ihr Tränen in die Augen. Ich sichere ihr meine haltende Präsenz zu und lade sie ein, ganz vorsichtig zu erzählen, was ihre Tränen bedeuten. Sie berichtet stockend, dass ihr über alles geliebter, in der Familie mitlebender Halbbruder – der Sohn aus der ersten Ehe ihres Vaters – sich völlig überraschend an seinem 18. Geburtstag suizidiert hatte. Julia war damals zwölf Jahre alt und war nach dem Suizid entsetzt, völlig gelähmt und erstarrt. Sie konnte und wollte nicht realisieren, dass ihr Halbbruder sich und ihr dies antun konnte. Sie war auch nicht mehr am Sarg ihres Bruders, um ihm noch einmal nahe zu sein und zu realisieren, dass er wirklich verstorben ist. Die Familie war in tiefer Trauer, die sich mehrere Jahre lang wie eine schwere Wolke über das Familiensystem legte. Julia sog diese in der Atmosphäre liegende Trauer in sich auf. Insbesondere der leibliche Vater des Halbbruders zog sich in seine Trauer zurück und war für Julia nicht mehr zugänglich. Er fiel für ihre Entwicklung aus. Sie erlebte aber auch, dass es ihr ein wenig besser ging, wenn sie ihren Vater und ihre Großeltern tröstete. Sie spürte auch, dass es sie selbst tröstete, wenn sie mit ihrem Halbbruder, der sich suizidiert hatte, fühlte, weil sie ihm damit nahe sein konnte.

Hier wird deutlich, dass bei Julia die eigene Realisierung, verbunden mit dem Zulassen der Trauer, aus verschiedensten Gründen nicht in Gang kommen konnte, besonders auch deshalb nicht, weil sie ihre eigene Trauer in der bleibenden Dissoziation nicht spüren konnte. Zu dem Verlust ihres Bruders kam der sekundäre Verlust insbesondere ihres Vaters und der anderen Familienmitglieder hinzu, die sie in ihrem Trauer- und Beziehungsprozess nicht unterstützen konnten. Statt der eigenen, nicht fühlbaren Trauer übernahm die zwölfjährige Julia die Trauer der Familie im Sinne der systemischen Trauer. Und schließlich konnte sie über die Identifikation mit ihrem Halbbruder ihm nahe sein. Man kann nun die mit ihrem eigenen 18. Geburtstag einsetzende depressive Reaktion als identifikatorisches, symbolisches Nachahmen des Suizids ihres Bruders verstehen. Sie verzichtet symbolisch an der Schwelle zum Erwachsenenleben auf ihr eigenes Leben in der Loyalität zu ihrem Halbbruder. Der Lebensverzicht in der Depression kann also als Liebesopfer für den Halbbruder verstanden werden. Die nachholende Trauerarbeit zur Transformation des aktuellen Symptoms der Depression braucht also eine vierfache Trauerarbeit für den Kind-Ego-State der Zwölfjährigen und für die Kind-Ego-States der folgenden Jahre, die weiter im Schatten des Suizids und der sekundären Verluste, im Schatten der übernommenen Familientrauer und der Identifikation mit ihrem Halbbruder standen.

5.2 Die nachholende Realisierung und die Arbeit mit der eigenen Trauer des Kind-Ego-States

Eine Realisierung und damit auch das Abfließen des Verlustschmerzes und der Trauer sind in den meisten Fällen früher Verluste nicht oder nur eingeschränkt möglich, weil …:

- … der Kind-Ego-State von damals im Schock und in den dissoziativen Prozessen steckt und die Trauer im Körper festgefroren ist.
- … der Kind-Ego-State aufgrund seiner kognitiven Fähigkeiten und seines Todes- und Zeitverständnisses entwicklungspsychologisch noch nicht so weit ist, die Realität des Todes und der dauerhaften Abwesenheit eines nahen Menschen kognitiv und emotional zu begreifen und zu reflektieren.
- … der Kind-Ego-State aus Angst vor der Intensität der Schmerz- und Trauergefühle eine Realisierung unbewusst und unwillkürlich vermieden hat.
- … dem Kind-Ego-State damals vom Umfeld eine behutsame Konfrontation mit der Realität, zum Beispiel durch die Teilnahme an der Bestattung, nicht ermöglicht wurde.
- … der Kind-Ego-State in der trauernden Familie aufgrund ihrer Betroffenheit keine oder zu wenig Unterstützung für den Trauer- und Beziehungsprozess erhalten hat.
- … die Übernahme der systemischen Trauer und das mitfühlende Trösten der Familienangehörigen durch das Kind oder den Jugendlichen das Vermeiden der eigenen Trauer unterstützte.

Dies zeigt, dass die nachholende Realisierungsarbeit in aller Regel bei frühen und früheren Verlusten notwendig ist. Dies gilt im Übrigen auch für frühe Verluste, die, von außen gesehen, relativ gut verarbeitet wurden. Häufig gibt es auch in solchen Fällen später im Erwachsenenleben eine emotionale Durchlässigkeit für Trauergefühle. Dies muss nicht in einem klinischen Sinne symptomrelevant sein, wird aber von den Betroffenen immer wieder als problematisch erlebt.

Die nachholende Realisierung, das erstmalige oder erneute Erleben von Verlustschmerz und Trauer und das Erleben des Abfließens der Trauer gehören also zentral zu einer nachholenden hypnosystemischen Trauer- und Beziehungsarbeit.

5.2.1 Voraussetzungen für die nachholende Realisierungsarbeit

Folgendes Fallbeispiel zeigt, dass in manchen Fällen eine nachholende Realisierungsarbeit aufgeschoben werden muss, bis eine ausreichende Stabilität und emotionale Steuerungsfähigkeit bei den Betroffenen erreicht ist.

Fallbeispiel 10: Der Suizid der Mutter überfordert bis heute

Der 51-jährige Ingenieur kommt zur Psychotherapie in einer akuten beruflichen Krisensituation, in der er ein massives Überforderungsgefühl erlebt. Der Klient hatte sich selbst immer wieder in überfordernde Situationen gebracht und dabei sehr viel von sich verlangt. Auf die Rückfrage, woher er dieses Muster kenne, erzählt er, dass er dieses Muster nach dem Suizid seiner Mutter entwickelt hatte. Er hatte von sich als 18-Jährigem verlangt, sich an der Suche nach seiner vermissten Mutter zu beteiligen. Er fand dann seine Mutter, die sich durch Einnahme von Gift suizidiert hatte, schwer entstellt auf. Nach dem Tod der Mutter fühlte er den Auftrag von ihr, ein Teil ihrer bisherigen Verantwortung im elterlichen Bauernhof zu übernehmen.

Der Klient war damit einverstanden, dieses Überforderungsmuster in der nachholenden Trauer- und Beziehungsarbeit mit dem Kind-Ego-States des 18-Jährigen zu bearbeiten. Dazu gehörte auch die Klärung der Beziehung zu seiner Mutter, bei der er ihr die von ihr übernommene Verantwortung zurückgeben sollte. Zugleich war auch klar, dass ihn diese therapeutische Arbeit in seiner akuten beruflichen Krise überfordern würde und nun eine Wiederholung des Skriptes der Überforderung darstellen würde. Zudem würde er durch eine mögliche weitere Destabilisierung seine berufliche Position gefährden. Es wurde zunächst also an seiner emotionalen und beruflichen Stabilität so gearbeitet, dass schon jetzt das Überforderungsmuster – im Sinne einer kognitiven Verhaltenstherapie – behutsam bearbeitet wurde und die grundlegende nachholende Trauer- und Beziehungsarbeit erst danach einsetzte.

Die nachholende Realisierungsarbeit und die Arbeit an der dann verstärkt einsetzenden Trauer brauchen vier Voraussetzungen:

- *Stabilität des Klienten:* Die Betroffenen müssen eindeutig und klar ihren Erwachsenen-Ego-State besetzen und einnehmen können, um die Konfrontation mit der Realität des Verlustes von damals und das Erleben heftiger Trauergefühle in Begleitung durch die Therapeutin selbst steuern und gestalten zu können.

- *Beelterungsarbeit für den relevanten Kind-Ego-State:* Die oben beschriebene Beelterungsarbeit (vgl. Kap. 4) ermöglicht es auch dem Kind-Ego-State, dass er mit Unterstützung des Erwachsenen-Ego-States die Realisierungs- und Trauerarbeit nachholen kann, die damals unvollständig, gestört oder blockiert war.
- *Installation des haltenden Trauerortes:* Der Kind-Ego-State braucht den haltenden Trauerort als Ort des Containings für sich und seine nun aufbrechenden Trauergefühle. An diesen Ort wird dann der Kind-Ego-State im Anschluss an eine behutsame, aber doch immer auch schmerzliche Realisierungsarbeit geführt. Dies ist besonders dann wichtig, wenn in einer Sitzung eine Realisierungsarbeit nicht ganz abgeschlossen werden konnte.
- *Installation einer begleitenden Ressourcenfigur:* Bei besonders schweren Verlusten in der Kindheit und Jugendzeit wie zum Beispiel bei Suizid oder bei Miterleben des Todes eines Eltern- oder Geschwisterteils ist neben dem Erwachsenen-Ego-State häufig ein weiterer Ressourcen-Ego-State nötig, der den Kind-Ego-State bei der Konfrontation mit der Realität begleitet. Häufig genügt die Frage an den Patienten, welche Gestalt oder Figur das Kind in seinem Schmerz und in seiner Trauer braucht. Meist tauchen hier nicht mitbetroffene Großeltern, Tiere oder spirituelle Gestalten wie ein Engel oder eine Lichtgestalt als begleitende Ressourcenfigur auf.

Beachte!

In aller Regel ist es sinnvoll, vor der Realisierungsarbeit die Beziehung und die Gefühle der Verbundenheit mit dem Verstorbenen als Ressource zu aktualisieren. Dabei fragt man nach der Bedeutung des Verstorbenen für den Kind-Ego-State und nach angenehmen, schönen und wichtigen Erfahrungen mit dem Verstorbenen vor dessen Tod. Diese Erinnerungen können imaginiert und intensiv erlebt werden, sodass die Beziehung zum Verstorbenen gestärkt wird. Damit wird dem Kind-Ego-State auch signalisiert, dass die schmerzliche Realisierung des Todes des nahen Angehörigen nicht die innere Beziehung infrage stellt.

5.2.2 Die behutsame Konfrontation mit den Realitäten des Verlustes

Es ist außerordentlich wichtig – und das sei hier ausdrücklich betont –, darauf zu achten, dass der Kind-Ego-State bei der behutsamen Konfrontation keine Traumatisierung oder Retraumatisierung erlebt.

Deshalb darf der Kind-Ego-State nicht in eine traumatisierende Verlustsituationen geführt werden – auch das sei ausdrücklich betont! In solchen traumatisierenden Verlustsituaionen übernimmt allein der Erwachsenen-Ego-State die Realisierungsarbeit.

> *Beachte!*
>
> *Es gibt Verlustsituationen, in denen eine Konfrontation des Kind-Ego-States trotz aller Vorbereitungen und trotz der Begleitung durch den Erwachsene-Ego-State überfordernd oder sogar traumatisierend wäre. Hier wird so gearbeitet, dass der Kind-Ego-State an den haltendenden Trauerort oder an den sicheren, schützenden Ort gebracht wird, während sich der Erwachsene mit der schweren Verlustsituation konfrontiert. Danach erzählt der Erwachsene dem Kind-Ego-State, dass er den Verstorbenen tot im Sarg sah oder wie er die Bestattung erlebt hat. Hier wird also traumatherapeutisch gearbeitet.*

Allerdings darf eine – behutsame und einfühlsame – Konfrontation mit der Realität auch nicht vermieden werden. Dies geschieht allzu oft aus einer meist unbegründete Sorge der Therapeutin oder des Erwachsenen-Ego-States des Klienten heraus, die dem Kind-Ego-State nicht zutrauen, die Realität auszuhalten und mit ihr umzugehen. Demgegenüber haben Kinder und Jugendliche nicht nur die Fähigkeit, sondern oft auch den Wunsch, die Realität zu wissen und auszuhalten. Sie haben oft mehr Kompetenzen, als besorgte Erwachsene ihnen zugestehen wollen. Voraussetzung für die schmerzliche Konfrontation mit der Realität allerdings ist, dass der Kind-Ego-State gut vorbereitet und begleitet wird. In einer solchen begleiteten Konfrontation mit der Realität des Verlustes wird der Kind-Ego-State angeleitet, die Realität des Todes des Angehörigen und die damit verbundenen Schmerz- und Trauergefühle über den Körper wahrzunehmen. In der Regel geschieht das durch das begleitete (!) Aufsuchen folgender Situationen, die eine Realisierung ermöglichen:

- Aufsuchen des Verstorbenen am Totenbett
- Aufsuchen des offenen oder geschlossenen Sarges
- Miterleben der Bestattung
- Besuch des Grabes unmittelbar nach der Bestattung und zu späteren Zeitpunkten
- Aufsuchen des leeren Zimmers des Verstorbenen

- Erleben von Situationen, in denen der Kind-Ego-State wahrnehmen muss, dass der Verstorbene tatsächlich abwesend ist, zum Beispiel beim nächsten eigenen Geburtstag, bei der Einschulung oder bei der Verleihung des Abiturzeugnisses.

Sehr häufig hatte das Kind oder der Jugendliche nach dem Tod des Angehörigen damals nicht die Möglichkeit, den Verstorbenen nochmals zu sehen, oder durfte nicht an der Bestattung teilnehmen. Dies wird nun imaginativ nachvollzogen. Ziel dabei ist, dass die Realisierung mit den dazugehörigen Gefühlen für den Kind-Ego-State erlebbar wird. Nicht selten konnten die Betroffenen den Verstorbenen zwar noch einmal sehen oder waren bei der Bestattung dabei, doch wurden sie damals nicht gut begleitet. So war eine gute Realisierung nicht möglich, oder aber sie war im schlimmsten Fall destruktiv. Deshalb wird die Realisierung jetzt noch einmal in einer gelingenden Weise durchgeführt oder vervollständigt.

Fortsetzung Fallbeispiel 6: Der plötzlich verschwundene Vater

Die 48-jährige Klientin, die an Herzrhythmusstörungen, massivem Bluthochdruck und Panikattacken bei Bestattungen leidet, kann im Erstgespräch aufgrund meiner diagnostischen Fragen den Zusammenhang ihrer Symptome mit dem Tod ihres Vaters, der starb, als sie elf Jahre alt war, verstehen. Sie ist bereit, eine nachholende Trauer- und Beziehungsarbeit anzugehen. Nach der Klärung ihrer Stabilität und den Vereinbarungen bezüglich der drei Einladungshorizonte wird zunächst die Beelterungsarbeit für verschiedene Szenen durchgeführt. In der im Gespräch auftauchenden Szene, in der die Klientin sieht, wie ihr schon älterer, 64-jähriger Vater zusammengebrochen in der Küche liegt, wird das elfjährige Mädchen aus dieser traumatischen Szene geborgen und an den haltenden Trauerort, einen Schuppen auf dem Bauernhof der Großeltern, gebracht. Auch in der weiteren Szene, in der das Mädchen sieht, wie der Vater in den Rettungswagen verbracht wird und wie dann der Rettungswagen wegfährt, wird der Kind-Ego-State des Mädchens über die körperliche Nähe der erwachsenen Klientin versorgt und geborgen. Ebenso wird mit der weiteren Szene gearbeitet, in der die Mutter von der Klinik nach Hause kommt und mitteilt, dass der Vater verstorben sei. Durch die Beelterungsarbeit konnte sich die massive Dissoziation des Kind-Ego-States lösen. Allerdings ermöglichte die Beelterungsarbeit nur in Ansätzen eine Realisierung des Todes des Vaters. Die muss, wie nun im Folgenden beschrieben, eigens als Realisierungsarbeit durchgeführt werden, nicht zuletzt deshalb, weil das Mädchen den verstorbenen Vater nicht mehr im Sarg sehen und nicht bei der Beerdigung dabei sein durfte. Für sie ist der Vater einfach verschwunden, was sie in ihrem bleibenden Schock und in ihrer bleibenden Verwirrung nicht begreifen kann. Heimlich sucht sie ihn im Haus immer wieder.

An diesem Fallbeispiel 6 wird deutlich, welche Voraussetzungen die nun im Folgenden beschriebene Realisierungsarbeit braucht und welches den im Prozess richtigen Zeitpunkt für die Realisierung des Todes des Angehörigen darstellt.

5.2.3 Die Begleitung des Kind-Ego-States während der Konfrontation – Der Prozess der begleiteten Konfrontation

Zunächst wird im vorbereitenden Gespräch mit dem Klienten geklärt, für welche Situationen die Realisierungsarbeit und damit die Arbeit am Fließen und Abfließen der Trauer durchgeführt werden soll. Dann wird überlegt, welchen Schutz durch welche Person – durch den Erwachsenen-Ego-State oder eine Ressourcenfigur – der Kind-Ego-State braucht. Ebenso wird vorbesprochen, was das Kind vorbereitend für den Besuch am Sarg oder bei der Bestattung für den Verstorbenen tun kann, also zum Beispiel imaginativ ein Stofftier für den Verstorbenen auszusuchen oder ein Bild für den Verstorbenen zu malen. Es ist sehr wichtig, dass der Kind-Ego-State in der emotionalen Situation der Konfrontation zum Beispiel am Sarg eine Handlungsmöglichkeit hat und diese Handlung im Sinne eines Rituals vollzieht, also zum Beispiel das selbst gemalte Bild dem verstorbenen Vater in den Sarg mit den Worten »Papa, das habe ich für dich gemalt« legt.

Beachte!

Den Klienten wird erklärt, dass sie jederzeit aus dem Prozess der Konfrontation hinausgehen können, wenn die Gefühle zu heftig werden oder unerwartete andere Bilder oder Themen auftreten. Dann wird der Kind-Ego-State an den haltenden Trauerort oder an den sicheren, schützenden Ort gebracht. Dies ist kein Versagen der Klienten, sondern eine richtige und notwendige Schutzmaßnahme.

Zunächst wird der betreffende Klient über den Atem in eine Tiefenentspannung oder leichte Trance geführt. Die weiteren Schritte werden am Beispiel des Besuches am Sarg wie folgt durchgeführt, dabei werden dem Erwachsenen – hier bezogen auf das Fallbeispiel 6 – folgende Anleitungen vorgeschlagen.

- *Kontakt des Erwachsenen-Ego-State zum Kind-Ego-State:* Der zuvor beelterte Kind-Ego-State wird an seinem haltenden Trauerort aufgesucht und dort für die Konfrontation vorbereitet: »Gehen Sie zu dem traurigen Mädchen an seinem haltenden Trauerort, um es auf die schmerzliche Konfrontation mit der Realität, dass ihr Vater verstorben ist, vorzubereiten. Gehen Sie also zu ihm, nehmen Sie Kontakt auf, und schauen Sie es liebevoll an. Vielleicht legen Sie die Hand um das Mädchen oder nehmen es an die Hand.«
- *Vorbereitendes Erklären:* Dem Kind wird in einfachen, aber wahrheitsgemäßen Worten erklärt, was bevorsteht und wie sich die Konfrontation vermutlich anfühlen wird. Damit wird der Kind-Ego-State nicht nur ernst genommen, sondern in seinen kindlichen oder jugendlichen Fähigkeiten für die Konfrontation mit der schmerzlichen Realität gestärkt: »Sagen Sie nun dem Mädchen: Wir gehen jetzt noch einmal zu Papa im Sarg. Das wird wehtun, aber ich halte dich gut. Es ist wichtig, das jetzt zu tun, weil du dann dem Papa noch einmal nahe sein kannst. Du kannst ihm, wenn du magst, dein Bild geben und ihm noch etwas Liebes sagen.«
- *Behutsames Annähern:* »Gehen Sie jetzt mit dem Mädchen ganz behutsam zur Schwelle des Raumes, von der aus Ihr verstorbener Vater im Sarg zu sehen ist. Halten Sie dabei das Mädchen gut, und sind Sie ihm mit Ihrer körperlichen Präsenz ganz nahe. Gehen Sie dann langsam mit dem Mädchen – so wie es für das Mädchen stimmt – näher heran.«
- *Den Verstorbenen anschauen und erklären, dass er tot ist:* »Sagen Sie jetzt dem Kind: ›Da ist Papa. Er liegt ganz ruhig da, so, als würde er schlafen. Du siehst, dass Papa nicht mehr atmet. Papa ist im Krankenhaus gestorben und liegt jetzt hier tot im Sarg.‹«
- *Gefühle des Kind-Ego-States aufgreifen, benennen und erlauben:* »Halten Sie das Mädchen gut, und sagen Sie ihm: ›Ja, das ist schlimm, dass Papa tot ist, und das tut sehr weh. Du darfst jetzt weinen, und deine Tränen dürfen kommen. Ich halte dich jetzt ganz fest.‹«
- *Überreichen eines Geschenkes für den Verstorbenen:* »Sagen Sie nun dem Mädchen: ›Du kannst jetzt deine Blumen dem Papa in den Sarg legen. Ich helfe dir dabei.‹«

- *Darin unterstützen, dem Verstorbenen noch etwas zu sagen:* »Erlauben Sie nun dem Mädchen, dem Papa noch etwas zu sagen wie zum Beispiel ›Papa, ich habe dich lieb‹ oder etwas anderes, was das Mädchen jetzt dem Papa sagen möchte.«
- *Darin unterstützen, den Verstorbenen zu berühren und dabei seinen Tod realisieren:* »Sagen Sie dem Kind dann: ›Wenn du magst, kannst du Papa auch noch einmal berühren – aber nur, wenn du magst. – Du spürst, dass die Haut von Papa sich ganz anders und kühl anfühlt, weil Papa wirklich tot ist.‹«
- *Erneutes Benennen und Halten der Gefühle des Kind-Ego-States:* »Sagen Sie dem Mädchen, dass es jetzt nochmals sehr traurig sein kann und jetzt Tränen kommen dürfen. Halten Sie dabei das Kind ganz sicher und fest, und spüren Sie, wie bei dem Kind die Trauer ins Fließen kommen darf.«
- *Erläutern des Konzeptes eines sicheren Ortes für den Verstorbenen:* »Erklären Sie jetzt dem Mädchen, dass Papa an einem guten Ort – im Himmel oder im Regenbogen oder bei Gott – ist und dass es ihm dort gut geht.« Das Einbringen des sicheren Ortes für den Verstorbenen und die Zusicherung, dass es ihm dort gut geht, erleichtert dem Kind-Ego-State das Akzeptieren der Realität und dann das Abschiednehmen am Totenbett oder Sarg. Zugleich ist dies schon der Beginn der inneren weitergehenden Beziehung zum Ego-State des Verstorbenen. (Wie die innere Beziehung initiiert und installiert wird, wird in Abschn. 6.4 dargestellt).
- *Anleitung zu Abschiedsworten:* »Erklären Sie nun dem Mädchen, dass es sich jetzt vom Leichnam des Vaters verabschieden muss. Machen Sie ihm einen Vorschlag, was es zum Abschied sagen kann, zum Beispiel: ›Du kannst Papa sagen: Lebe wohl, Papa. Du bist an deinem guten Ort, und ich gehe jetzt wieder nach draußen zum Lernen und Spielen‹.«
- *Ritueller Abschied im Weggehen:* »Sagen Sie dem Kind: ›Wir müssen jetzt nach draußen gehen. Wenn du magst, kannst du ein kleine Verbeugung für Papa machen, und du kannst ihm noch einmal zuwinken, wenn wir jetzt nach draußen gehen.‹ – Dann führen Sie das Mädchen nach draußen, vielleicht wirft es noch einmal einen Blick zurück, dann wendet sich das Mädchen zum Ausgang und geht langsam, vielleicht noch mit Tränen in den Augen, nach draußen in sein Leben.«

Dieses Vorgehen wird so ähnlich auf andere Konfrontationsprozesse übertragen. Das begleitete Miterleben der Bestattung durch den Kind-Ego-State wird entsprechend dem Ablauf des Ritus bis zum Versenken des Sarges bei der Erdbestattung oder des Wegfahrens des Sarges bei einer nachfolgenden Feuerbestattung gestaltet. Hier ist es sehr wichtig, dass dem Kind-Ego-State sowohl die äußeren Vorgänge des Rituals als auch die inneren emotionalen Prozesse im Kind-Ego-State gut erklärt werden. Der Erwachsenen-Ego-State sollte den Kind-Ego-State während des ganzen Prozesses gut mit sicherem Körperkontakt begleiten. Er sollte den Kind-Ego-State auch gegenüber der Trauer der anderen Angehörigen – soweit möglich – schützen. Beim Aufsuchen des Grabes wird dem Kind-Ego-State deutlich gemacht, dass hier der Leichnam des verstorbenen Menschen liegt und der Verstorbene in seiner Personalität an einem guten, sicheren Ort ist. Wichtig ist dann auch die nachholende Konfrontation mit späteren Situationen wie etwa dem Weihnachtsfest oder dem ersten eigenen Geburtstag ohne die Anwesenheit des Verstorbenen. In diesen erinnerten Situationen wird der Kind-Ego-State mit Begleitung des Erwachsenen-Ego-States in das schmerzliche Erleben der Abwesenheit des Verstorbenen geführt. Dabei wird das Zulassen und Abfließenlassen von Schmerz und Trauer unterstützt und gefördert. Auch hier ist der körpernahe Halt durch den Erwachsenen-Ego-State sehr wichtig.

Bei dem hier aufgezeigten Vorgehen wird nach jedem Prozessschritt gefragt und geprüft, ob dieser Schritt vollzogen ist. Der Klient wird gebeten, in knappen Worten anzudeuten, was im imaginativen Prozess der Realisierungsarbeit geschieht, sodass der Therapeut den Prozess mitverfolgen und ihn entsprechend auch unterstützend begleiten kann. Bei dieser dialogischen Trance bleibt der Klient auch beim knappen Schildern des Prozesses weiterhin in Trance. Vor jedem nächsten Prozessschritt wird der Erwachsenen-Ego-State gefragt, ob er und der Kind-Ego-State für den nächsten Schritt bereit sind. Ist der Prozess gut in Gang gekommen, ist diese Frage dann nicht mehr oder nur noch ab und zu nötig. Für den gesamten Prozess sind mindestens 45 Minuten vorzusehen, sodass es sich empfiehlt, für diese Arbeit – zusammen mit dem Vorgespräch, weiterführenden Impulsen und einem Zeitpuffer für unvorhersehbare Prozesse – eine 90-minütige Sitzung einzuplanen.

5.2.4 Abschluss der Konfrontationsarbeit

Der Abschluss der schmerzlichen Konfrontationsarbeit ist ein wichtiger Schritt, bei dem sich das Erreichte konsolidieren und dann weiterentwickeln kann. Je nach emotionalem Status des Kind-Ego-States ergeben sich folgende Abschlussmöglichkeiten:

- *Haltender Trauer- und Rückzugsort:* Der Kind-Ego-State wird nach der Konfrontation an den vorher installierten haltenden Trauerort gebracht. Dort kann er noch einmal die Trauer abfließen lassen und dabei eine tiefe Erleichterung spüren. Der Erwachsenen-Ego-State unterstützt den Kind-Ego-State in diesem heilsamen Prozess. Dieser Abschluss ist besonders dann nötig, wenn das Kind nach der Realisierungsarbeit noch weiteren Verlustschmerz und Trauer in sich trägt. Langfristig wird natürlich der Schritt der Kind-Ego-States in eine weitergehende Entwicklung ins eigene Leben angestrebt.
- *Heilsamer Entwicklungsort:* Ist mit der Realisierungsarbeit die Trauer weitgehend abgeflossen, wird der Kind-Ego-State an seinen heilsamen Entwicklungsort gebracht. Dieser Ort ermöglicht es dem Kind-Ego-State, nun ohne Schmerz und Trauer die damals blockierte oder gestörte Entwicklung nachzuholen. Dabei ist die Loyalität zum Verstorbenen aufzunehmen mit dem Hinweis: »Dein verstorbener geliebter Vater wird dir freundlich zuschauen, wenn du dich nun ohne die Schwere der Trauer entwickeln wirst.«
- *Guter Ort im Körper der Klientin:* Der Kind-Ego-State, der das Abfließen der Trauer und damit ein Stück Heilung erlebt hat, kann nun auch in den Körper der Klientin nach innen genommen werden. Dort kann sich der Kind-Ego-State weiterentwickeln und seine Wirkung für den Erwachsenen in seinem Leben heute zeitigen.
- *Rückkehr ins eigene Leben:* Konnte der Kind-Ego-State weitgehend seine Trauer abfließen lassen und fühlt sich der Kind-Ego-State erleichtert und frei, kann er eingeladen werden, als unbeschwertes Kind oder freier Jugendlicher ins eigene Leben zum Spielen oder Lernen zu gehen. Hier ist ebenfalls wie oben die Loyalität zum Verstorbenen zu berücksichtigen.

Nach diesem Abschluss in der Imagination wird der Klient klar und eindeutig aus der Tiefenentspannung oder Trance hinausgeleitet und in Raum und Zeit reorientiert. Dann wird gefragt, ob er noch Fragen oder Anmerkungen hat. In der Regel wird der Prozess nicht nachbesprochen, vielmehr erhält der Klient folgende Impulse:

»Lassen Sie diesen Prozess wirken, und sind Sie neugierig, wie er sich für Sie und Ihr Kind in Ihnen auswirken wird. Sie müssen also nichts tun, außer neugierig und achtsam sein für das, was jetzt an heilsamer Entwicklung für Sie und das Kind in Ihnen geschehen wird. Wenn noch wichtige Fragen, neue Erfahrungen oder auch weitere wichtige Szenen aus der Zeit von damals auftauchen, sollten Sie sie aufschreiben, damit wir dann in der nächsten Sitzung daran weiterarbeiten können.«

Diese Abschlussintervention kann auch vor der Reorientierung noch in der Tiefenentspannung oder Trance gegeben werden.

Die Realisierungsarbeit braucht meistens mehrere imaginative Konfrontationsprozesse in einer Tiefenentspannung oder Trance. So habe ich den Kind-Ego-State der Klientin im Fallbeispiel 6, »Der plötzlich verschwundene Vater«, zunächst, wie oben beschrieben, in das begleitete Aufsuchen des Sarges geführt. In der nächsten Sitzung fand keine imaginative Arbeit statt, vielmehr wurden die Erfahrungen mit dieser Konfrontation und die Auswirkungen auf die nun aufgebrochene Trauer, auf die Körpersymptome und auf das Alltagserleben besprochen. Dabei habe ich der Klientin nochmals empfohlen, sehr auf das traurige Mädchen und das Auftauchen von möglichen weiteren wichtigen Erfahrungen im Umkreis der Verlusterfahrung und auf Fragen des Mädchens zu achten. Erst in der übernächsten Sitzung habe ich den Kind-Ego-State durch das Erleben der Bestattung des Vaters begleitet. Auch dies wurde in der darauffolgenden Sitzung nachbesprochen und auf die konkrete Symptomatik der Klientin bezogen. Für die Steuerung des Gesamtprozesses ist es wichtig, immer wieder Sitzungen zur Reflexion und damit auch zur Erholung einzulegen, damit keine Überforderungen entstehen und die angestoßenen Veränderungsprozesse im Gehirn sich strukturieren und konsolidieren können. In diesen »Erholungssitzungen« wird dann der nächste therapeutische Schritt, der auch zur Beziehungsarbeit führen kann, in der kommenden Sitzung vorbereitet.

5.2.5 Mögliche Probleme bei der konfrontierenden Realisierungsarbeit

Es gehört zur Komplexität früherer und früher Verluste, dass die Realisierungsarbeit mit dem Kind-Ego-State ebenfalls komplex verläuft und der beschriebene Ablauf sich häufig nicht so geradlinig gestaltet wie oben dargestellt. Sehr häufig gibt es im Prozess Verlangsamungen, Stopps, unerwartete Wendungen oder neue Themen, die einen Umweg im Prozess erfordern.

Beachte!

Jedes sogenannte Problem in dem beschriebenen Realisierungsprozess hat seine Bedeutung, Funktion und seinen Sinn. Sehr häufig sind diese »Probleme« zunächst als Wunsch nach Verlangsamung für den Beratungs- und Therapieprozess zu verstehen. Häufig sind Stillstände in der Realisierungsarbeit ein Hinweis darauf, dass es in der Beziehung zur Realität oder zum Verstorbenen noch etwas zu klären gibt.

Im Prozess der behutsamen und begleiteten Konfrontation des Kind-Ego-States mit der Realität des Verlustes gibt es immer wieder folgende notwendige und sinnvolle Themen, die würdigend aufgegriffen werden müssen, damit man sie dann transformieren kann:

- *Kind-Ego-State will keine Konfrontation:* Dieser sehr verständliche Wunsch nach Vermeidung ist zunächst in der Angst vor möglichen heftigen Gefühlen bei der Konfrontation begründet. Diese Befürchtungen des Kind-Ego-States werden exploriert und als verstehbar angenommen. Dann wird gefragt, was der Kind-Ego-State für seine möglichen heftigen Gefühle an Unterstützung und Halt braucht. Der Therapeut gibt in jedem Fall die Zusicherung, dass er diese Gefühle sicher halten und begrenzen kann. Der Erwachsenen-Ego-State wird angeleitet, den Kind-Ego-State gut und sicher zu halten und dessen Gefühle auf eine behutsame, aber klare Weise zu begrenzen. Häufig ist auch die Installation einer weiteren Begleitfigur wie eines Tiers oder einer spirituellen Helfergestalt für den Konfrontationsprozess hilfreich. Der Wunsch nach Vermeidung einer Konfrontation hat häufig aber noch einen tieferen Grund. Es ist die Angst des Kind-Ego-States, dass er bei der Realisierung des Verlustes den Verstorbenen ganz – also auch aus dem Inneren – verlieren wird. Es ist also die Angst vor einem zweiten, nämlich nun inneren Verlust. Auch diese Angst muss als verständlich gewürdigt werden, und es muss dem Kind-Ego-State zugesichert werden, dass er seinen verstorbenen geliebten Menschen für immer in einer sicheren inneren Beziehung bewahren darf und behalten kann. Hier ist die Installation eines sicheren Ortes für den Verstorbenen (vgl. Abschn. 6.3) ein hilfreicher Schritt für die Realisierungsarbeit.

- *Kind-Ego-State gerät bei der Konfrontation in dissoziative Prozesse:* Manchmal gerät der Kind-Ego-State bei der Konfrontation in einen Zustand von Entsetzen, Erstarrung, Lähmung oder Abspaltung. Meist ist dies bei der Klientin schon früh im Blasswerden der Gesichtsfarbe, im Stillstand der Gesichtsmimik und an der Atmung zu erkennen. Hier wird sofort nachgefragt, was im und mit dem Kind-Ego-State geschieht. Manchmal gibt es eine Überforderung durch die jetzt stattfindende Konfrontation. Dann genügt es in der Regel, den Prozess zu verlangsamen und dem Kind-Ego-State eine verstärkte körperliche Präsenz durch den Erwachsenen-Ego-State zukommen zu lassen. Meist aber liegt einem dissoziativen Zustand bei der Konfrontation das unvermutete Auftauchen von bisher abgespaltenen traumatisierenden Erfahrungen im Umkreis der damaligen Verlusterfahrung zugrunde. In dieser Situation wird dem Kind-Ego-State zunächst erklärt, dass seine Reaktion angemessen ist und einen wichtigen Schutz darstellt. Dann wird er an den haltenden Trauerort oder an den sicheren, schützenden Ort gebracht, und es wird ihm zugesichert, dass der Erwachsene jetzt gut mit den neu aufgetauchten Erinnerungen umgehen wird. Dann wird der Klient aus der Tiefenentspannung oder Trance herausgerufen, und es wird mit ihm besprochen, wie er mit den neu aufgetauchten Erinnerungsbildern umgehen kann. Meist sind diese Bilder für den erwachsenen Klienten nicht mehr traumatisierend, sondern zunächst nur für den Kind-Ego-State. Die Bilder werden zunächst beiseitegestellt, in der nächsten Sitzung wird dann der Kind-Ego-State imaginativ aus der traumatisierenden Situation geborgen.
- *Kind-Ego-State gerät in überfordernde Traueremotionen:* Brechen während der Konfrontation intensive Schmerz- und Trauergefühle beim Kind-Ego-State auf, so wird der Erwachsenen-

Ego-State angeleitet, seine körpernahe Präsenz für den Kind-Ego-State zu verstärken, um dann das Abfließen der Trauer beim Kind-Ego-State zu ermöglichen. Häufig kann dann der begleitete Konfrontationsprozess fortgesetzt werden. Sollte dies nach Rückfrage beim Kind-Ego-State nicht möglich sein, wird der Kind-Ego-State an den installierten Trauerort gebracht. Dort können sich die intensiven Gefühle lösen, und der Kind-Ego-State kann sich beruhigen. In der Regel wird dann erst in der nächsten Sitzung der begleitete Konfrontationsprozess fortgesetzt.

- *Status des Erwachsenen-Ego-States wird verloren:* In seltenen Fällen sind die dissoziativen oder emotionalen Erfahrungen des Kind-Ego-States so massiv, dass auch die erwachsene Klientin betroffen ist und vorübergehend ihre erwachsenen Bewältigungsfähigkeiten ganz oder teilweise einbüßt. Hier wird der Erwachsenen-Ego-State sehr klar und eindeutig angeleitet, den Kind-Ego-State an den haltenden Trauerort oder an den sicheren, schützenden Ort zu bringen, dann wird die Klientin reorientiert und die Konfrontationsarbeit unterbrochen. Im Gespräch mit dem Erwachsenen-Ego-State werden die guten Gründe für den Verlauf des Prozesses reflektiert, und gemeinsam werden weitere stabilisierende Maßnahmen überlegt.
- *Kind-Ego-State will sich nicht verabschieden:* In seltenen Fällen will sich der Kind-Ego-State zum Beispiel beim Besuch des Sarges nicht vom Verstorbenen verabschieden, sondern bei ihm bleiben. Dies wird zunächst als Ausdruck der besonderen und intensiven Liebe des Kind-Ego-States gewürdigt. Dem Kind-Ego-State wird erlaubt, sich die Zeit zu nehmen, die er jetzt braucht. Er wird gefragt, ob er noch etwas für den Verstorbenen im Sarg oder am Grab tun will, um seiner Liebe nochmals Ausdruck zu verleihen. Dann wird noch einmal die Realität beschrieben, dass der Verstorbene tatsächlich tot ist und seine Person einen guten Platz in der Transzendenz hat oder im Gedenken des Kindes haben wird. In den allermeisten Fällen reicht dieses Vorgehen aus, damit sich der Kind-Ego-State nun – durchaus schmerzlich – verabschieden kann. Sollte dies auch dann nicht möglich sein, wird dem Kind-Ego-State erklärt, dass der Leichnam des Verstorbenen bald in der Erde begraben oder bei der Feuerbestattung verbrannt wird, weil sonst die Ver-

wesungsprozesse einsetzen. Es ist also gar nicht möglich, beim Leichnam des Verstorbenen zu bleiben, weil er sich auflösen wird. Dann kann der Erwachsenen-Ego-State den Kind-Ego-State wegführen und an den haltenden Trauerort bringen mit der wichtigen Zusicherung, dass der Verstorbene an seinem sicheren Ort nicht verloren geht, sondern bewahrt bleibt.

Die nachholende Realisierung für den Kind-Ego-State und die Arbeit am Abfließen des eigenen Schmerzes und der eigenen Trauer ist ein zentraler Baustein der nachholenden Trauerarbeit. Sie wird nach der Stabilisierung und der Beelterungsarbeit meist vor der Beziehungsarbeit begonnen. Ich möchte an dieser Stelle aber noch einmal ausdrücklich daran erinnern, dass es sinnvoll ist, davor die Beziehung zum Verstorbenen zum Beispiel über Erinnerungen als Ressource zu aktualisieren, zu erlauben und zu stärken. Diese Erinnerungen und die damit verbundenen Nähe- und Liebesgefühle gegenüber dem Verstorbenen stärken die Klienten für die schmerzliche Realisierungsarbeit. Zudem wird erlebbar, dass trotz der Realisierung des Todes des Verstorbenen die innere Beziehung zum Ego-State des Verstorbenen nicht infrage gestellt wird. Die Realisierungsarbeit und die Arbeit an der Trauer sind auch kein monolithischer Block im gesamten therapeutischen Prozess. Vielmehr wird beides immer wieder auch mit der Arbeit an der inneren Beziehung zum Ego-State des Verstorbenen verbunden, sodass der gesamte Beratungs- oder Therapieprozess in einem Pendeln zwischen Realisierungs- und Beziehungsarbeit gestaltet wird.

5.3 Die identifikatorische Trauer, die übernommene Trauer und die Trauer um sekundäre Verluste

Diese für die Arbeit mit dem Kind-Ego-State weiteren wichtigen Trauerformen werden an späterer Stelle eingehend besprochen. Die *identifikatorische Trauer* entsteht durch eine empathische Identifikation mit dem Verstorbenen und ist damit schon Teil der Beziehung zum Verstorbenen. Deshalb wird die identifikatorische Trauer im nächsten Kapitel (Kap. 6) über die Beziehungsarbeit erläutert. Die aus dem System *übernommene Trauer* und die *Trauer um den sekundären Verlust* eines oder beider Elternteile entstehen nicht direkt aus dem Tod des nahen Angehörigen und aus der Beziehung zu ihm, sondern aus der Trauerreaktion des nach dem Tod zurückbleibenden Familiensystems. Deshalb wird die Arbeit an der übernommenen Trauer und das Nachbetrauern der sekundären Verluste in Kapitel 7, »Nachholende hypnosystemische Therapie des verbleibenden trauernden Familiensystems«, näher dargestellt.

6 Nachholende Beziehungsarbeit zwischen den Kind-Ego-States und den Ego-States des Verstorbenen

6.1 Die Arbeit an der inneren Beziehung zu den Ego-States des Verstorbenen

Nachdem wir im vorhergehenden Kapitel über die Realisierungsarbeit die Beziehung des Klienten und seiner Kind-Ego-States zur Realität des Todes des nahen Menschen besprochen haben, steht nun die Beziehung zwischen den Kind-Ego-States und den Ego-States des Verstorbenen im Zentrum.

> *Beachte!*
> *Ich möchte nochmals betonen, dass die Realisierungs- und Beziehungsarbeit keine getrennten Behandlungseinheiten darstellen, sondern dass sie im Beratungs- und Therapieprozess miteinander verflochten sind. Konkret heißt das, dass zum Beispiel nach einer Beelterungsarbeit ein Element aus der Beziehungsarbeit wie das imaginative Erleben einer Erinnerungsszene gewählt werden kann. In der nächsten Sitzung wird dann eine realisierende Konfrontation mit der Imagination des Besuches am Sarg durchgeführt, woraufhin dann in einer weiteren Sitzung nochmals die Beziehung über eine Begegnung des Kind-Ego-States auf der inneren Bühne gestärkt werden kann. Dem kann sich dann die Klärung des Schuldgefühls gegenüber dem Verstorbenen anschließen.*

Nach dem frühen Tod eines geliebten Menschen bleiben sowohl die Kind-Ego-States und die internalisierten Ego-States vom Verstorbenen als auch die Beziehung zwischen ihnen erhalten. Diese innere Beziehung entwickelt sich in vielen Fällen zu einer gelingenden, freien inneren Beziehung zwischen dem Ego-State des Kindes und dem Ego-State des Verstorbenen, sodass auch der Erwachsene heute eine geklärte und freie Beziehung zum Ego-State des Verstorbenen hat. Solch ein gelingender unwillkürlicher Prozess entsteht im inneren System der Ego-States aus den Ressourcen des Unbewussten beziehungsweise der Ego-States selbst. Ich will hier ausdrücklich betonen, dass viele Menschen trotz eines schweren frühen Verlustes einen gelingenden Trauer- und Beziehungsprozess erleben. In diesen Fällen stellt der frühe Verlust zwar einen prägenden Einschnitt dar; er hat jedoch keine oder nur marginale destruktive Auswirkungen für die Betroffenen. Diese Menschen kommen naturgemäß nicht in die Beratung oder Therapie. In den Fällen, in denen Menschen an den Folgen eines frühen Verlustes leiden und deshalb die nachholende Trauer- und Beziehungsarbeit aufsuchen, ist allerdings die innere Beziehung des Kindes oder Jugendlichen zum Verstorbenen in verschiedener Hinsicht gestört, blockiert oder übermäßig gebunden.

Exkurs:

Continuing Bonds bei Kindern und Jugendlichen – Empirische Ergebnisse

Die Forschergruppe um Klass, Silverman und Nickman hat in dem bahnbrechenden Buch *Continuing bonds: New understandings of grief* (1996) bei der Untersuchung von trauernden Kindern und Jugendlichen festgestellt, dass sie eine innere Repräsentation eines verstorbenen Elternteils und eine innere Verbindung zu ihm aufbauen und aufrechterhalten. Die Autoren schreiben (ebd., p. 110: Übers.: R. K.):

»Trauernde Kinder [...] kreieren neue Verbindungen [zu den verstorbenen Eltern)] [...], dabei werden die Eltern unsterblich im Herzen und im Geist der trauernden Kinder, nicht nur als Erinnerungen, sondern als Begleiter im Leben.«

Dabei lokalisieren Kinder den Verstorbenen an einem bestimmten Ort (Silverman a. Nickman 1996), erleben die Präsenz des Verstorbenen, pflegen Erinnerungen an ihn und bewahren Erinnerungsgegenstände auf.

Weitere Untersuchungen belegen, dass Kinder und Jugendliche zum Beispiel zu verstorbenen Geschwistern (Packman, Horsley, Davies a. Kramer 2006) oder zu Eltern, die sich suizidiert haben (Wood, Byram, Gostlin a. Stokes 2010), eine innere Beziehung realisieren. Es zeigt sich allerdings auch, dass es destruktive oder blockierende innere Beziehungen zum Verstorbenen gibt (Field a. Filanosky 2009), die dann einer transformierenden Bearbeitung bedürfen.

Die innere symbolische Beziehung zwischen den Kind-Ego-States und den Ego-States des Verstorbenen kann ...:

- ... ganz oder weitgehend fehlen, weil sie von den Kind-Ego-States vermieden wurde oder sie von den zurückbleibenden Familienangehörigen nicht gefördert, gar ignoriert oder unterbunden wurde.
- ... durch den Schmerz oder die Trauer gebunden sein, weil das Kind oder der Jugendliche unbewusst die Trauer als Mittel der Beziehung zum Verstorbenen gewählt hat. Das Kind oder der Jugendliche wurde auch nicht unterstützt, die Trauer abfließen zu lassen und statt ihrer die Liebe als unmittelbares Beziehungsmittel zu erleben.
- ... destruktiv über ungelöste Themen konstelliert sein. Wut- oder Schuldgefühle blockieren eine gute innere Beziehung zum Verstorbenen, zugleich stellen sie auch eine intensive Bindung her. Dabei bleibt der Kind-Ego-State aber dauerhaft in einer destruktiven Weise gebunden, sodass auch die eigene Entwicklung unterbunden ist.
- ... über empathische Identifikation gebunden sein. Der Kind-Ego-State ist über das empathische Miterleben des Sterbens an den Verstorbenen in einer identifikatorischen Trauer (vgl. unten Abschn. 6.6) geknüpft und verzichtet aus Liebe zum Verstorbenen auf die eigene Entwicklung.

Diese inneren Beziehungen zwischen Kind-Ego-States und den Ego-States des Verstorbenen sind in sich blockiert, sodass keine freie innere Beziehung der Kind-Ego-States zu den Ego-States des Verstorbenen möglich ist. Zugleich blockieren sie aber auch die Entwicklung der Kind-Ego-States. Diese Entwicklungsblockade der Kind-Ego-States wiederum ist Teil der aktuellen Symptomatik des Erwachsenen.

Ziel der nachholenden Beziehungsarbeit ist es deshalb, dass die Kind-Ego-States eine sichere und freie Beziehung zu den Ego-States des Verstorbenen findet, um dann sich nachholend zu entwickeln. Dies wiederum trägt zur Lösung der aktuellen Symptomatik des Erwachsenen bei.

6.1.1 Die relevanten Kind-Ego-States in der Beziehung zu den Ego-States des Verstorbenen

In der Verlustsituation bilden sich gegenüber den Ego-States des Verstorbenen verschiedene Kind-Ego-States, die aufgrund des magischen Weltbildes den Verstorbenen auf ganz unterschiedliche Weise zunächst ganz real wiederhaben wollen. Über längere Zeit müssen diese Kind-Ego-States verstehen lernen, dass es nur (!) eine innere (!) Beziehung zu einem Ego-State des Verstorbenen geben kann, weil der geliebte Angehörige im Äußeren dauerhaft abwesend bleibt. So entstehen nun folgende Kind-Ego-States, die dann auf ihre Weise die Beziehung zum Verstorbenen leben und gestalten:

- *Liebender Kind-Ego-State:* Das Kind oder der Jugendliche spürt im Verlust seine Liebe zum Verstorbenen intensiv, weil durch den Verlust das Bindungssystem aktiviert wird. Das Kind erlebt dies in Form von sehnender Nähe und liebender Verbundenheit und wünscht sich, dass der Verstorbene wiederkommt. Dieser liebende Kind-Ego-State muss in der nachholenden Trauer- und Beziehungsarbeit in seiner Liebe gewürdigt werden. Er wird dann gelingende Formen der weitergehenden inneren Beziehung zum Ego-State des Verstorbenen finden. Geschieht dies nicht, verbündet sich dieser Kind-Ego-State mit dem haltend-klammernden Kind-Ego-State oder wandelt sich in einen solchen.
- *Haltend-klammernder Kind-Ego-State:* In seiner Verzweiflung über den Verlust entsteht im Kind oder Jugendlichen fast immer auch ein haltend-klammernder Kind-Ego-State. Auch dieser Kind-Ego-State ist zunächst angemessen und muss – insbesondere in seinen Gefühlen der Verzweiflung und Ohnmacht – gesehen, angenommen und gehalten werden.
- *Wütender Kind-Ego-State:* Dieser Kind-Ego-State richtet seine Wut nun nicht gegen die äußere Realität der Abwesenheit des Verstorbenen, sondern gegen den Verstorbenen selbst. So ist das Mädchen in dem Fallbeispiel 6, »Der plötzlich verschwundene Vater«, auf den Vater, der ganz plötzlich einfach nicht mehr da ist, sehr wütend. Dieser Kind-Ego-State ist häufig sowohl von der Umwelt als auch im Kind selbst nicht erlaubt, sodass der wütende Kind-Ego-State in den Untergrund geht und dort destruktiv über die Wut an den Verstorbenen gebunden bleibt.
- *Sich schuldig fühlender Kind-Ego-State:* In vielen Verlustsituationen fühlen sich Kinder und Jugendliche aufgrund ihres magisch-selbstbezüglichen Denkens und Empfindens mitver-

antwortlich für den Tod des nahen Angehörigen. Hier müssen die Therapeuten die eindeutige und klare Haltung zeigen, dass Kinder und Jugendliche am Tod des Angehörigen nicht schuldig sein können und nicht sind. Ebenso häufig erleben Kinder und Jugendliche eine Überlebensschuld, weil sie im Unterschied zum geliebten Verstorbenen noch leben dürfen. Sie verbieten sich aus der Überlebensschuld heraus das eigene Leben und sehen in dem Lebensverzicht einen Ausgleichsversuch und ein Opfer für den Verstorbenen. Eine Klärung der Schuldgefühle wie auch der Überlebensschuld ist am besten in einer Begegnung auf der inneren Bühne mit dem Ego-State des Verstorbenen möglich.

- *Identifizierter Kind-Ego-State:* Kinder und Jugendliche identifizieren sich praktisch immer mit dem Verstorbenen und seinem Sterben, sodass sie das Sterben des Angehörigen in der eigenen Trauer und in einem Lebensverzicht nachempfinden. Hier stellt sich die schon beschriebene identifikatorische Trauer ein. Dieser Kind-Ego-State ist dann über die Identifikation an den Ego-State des Verstorbenen gebunden.
- *Besetzter Kind-Ego-State:* In manchen Fällen wird der Kind-Ego-State vom Verstorbenen zum Beispiel durch einen Auftrag besetzt. So gab die Großmutter in Fallbeispiel 2, »Die immer vermisste Großmutter«, den verdeckt ausgesprochenen Auftrag, sie nach ihrem Tod in der Familie präsent zu halten. Die Klientin hat diesen Auftrag als Kind bis heute über ihre Trauer erfüllt und dazu die Trauer festgehalten. Therapeutisch wird hier so gearbeitet, dass der Kind-Ego-State darin unterstützt wird, die Besetzung wie zum Beispiel einen Auftrag auf der inneren Bühne an den Ego-State des Verstorbenen zurückzugeben.

Diese Kind-Ego-States, die in der Beziehung zum Ego-State des Verstorbenen entstehen, aktualisiert man für den therapeutischen Prozess, um dann in der Beziehung zum Ego-State des Verstorbenen mit ihnen zu arbeiten. Ziel ist es, die Kind-Ego-States in eine Entwicklung zu führen, in der dann eine freie innere Beziehung zum Ego-State des Verstorbenen und zum eigenen Leben nach dem Verlust möglich wird.

Beachte!

Es sei noch einmal daran erinnert, dass nicht alle der hier beschriebenen Kind-Ego-States für den therapeutischen Prozess relevant sein müssen. Zudem können die hier beschriebenen Kind-Ego-States auch als verschiedene Seiten oder Facetten des trauernden Kindes oder Jugendlichen verstanden werden. Die Klientin entscheidet mit ihrem Erleben, ob ein je eigener Kind-Ego-State konstruiert und fokussiert werden muss. Dabei wird sie von der Therapeutin entsprechend den therapeutischen Zielen unterstützt.

6.1.2 Die Beziehungsskripte der Kind-Ego-States

Der haltend-klammernde, der wütende, der sich schuldig fühlende Kind-Ego-State und der besetzte Kind-Ego-State bleiben in der Beziehung zum Ego-State des Verstorbenen gebundene Ego-States, deren eigene Entwicklung bis in die jeweilige Jetztzeit stillsteht. Die Gebundenheit und der Stillstand dieser Kind-Ego-States lassen sich noch genauer verstehen, wenn wir analysieren, welche Skripte sie für die Beziehung zum Ego-State des Verstorbenen und, daraus folgend, für die Beziehung zu anderen Menschen und zum Leben entwickeln. Neben dem Verlust- und Trauerskript, das die Beziehung zur Trauer beschreibt und formt, entwickeln die Kind-Ego-States verschiedene Beziehungsskripte. Weil die Beziehungsskripte wie alle Skripte sich über längere Zeit generalisieren, prägen sie nicht nur die Beziehung zum Ego-State des Verstorbenen, sondern generell die Beziehung zu Menschen. Am Fallbeispiel 6, »Der plötzlich verschwundene Vater«, lassen sich verschiedene mögliche Skriptsätze zeigen, die zu den vorher beschriebenen Ego-States gehören:

- »Ich fühle mich von Papa verlassen und will so etwas nie mehr erleben – auch von keinem anderen Menschen, deshalb klammere ich mich an Menschen.«
- »Papa hat mich im Stich gelassen und verraten, und ich glaube, dass das alle Erwachsenen machen.«
- »Ich will Papa festhalten, und das werde ich auch mit anderen Menschen machen.«
- »Ich will Papa wiederhaben, deshalb bin ich ganz lieb – vielleicht kommt er dann wieder.«
- »Ich will Papa nicht loslassen und halte ihn verzweifelt fest, auch wenn das sehr anstrengend ist.«

- »Ich bin auf meinen Vater so wütend, auch wenn ich ihn dann nicht mehr lieben kann.«
- »Ich bin nicht nur auf Papa, sondern auf alles wütend, auch auf alle anderen Menschen.«
- »Ich bin schuld am Tod meines Vaters, deshalb kann ich ihn nicht anschauen und nicht lieben.«
- »Ich bin schuld, dass mein Vater gestorben ist. Das beschäftigt mich so sehr, dass ich nichts anderes denken kann.«
- »Papa musste sterben, und ich lebe. Das ist nicht richtig. Ich fühle mich schuldig und verzichte auf mein Leben für meinen Papa.«
- »Ich liebe Papa so sehr, dass ich immer traurig sein werde und auf alles verzichte.«
- »Ich liebe nur Papa, keinen anderen Menschen. Nur Papa hat mich wirklich geliebt, das kann kein anderer Mensch.«

In der nachholenden Beziehungsarbeit wird der Kind-Ego-State in der Tiefenentspannung oder Trance direkt gefragt, wie er die innere Beziehung zum Ego-State des Verstorbenen erlebt und wie er später Beziehungen zu anderen Menschen leben will. Der Kind-Ego-State wird vom Therapeuten darin unterstützt, die zunächst gefühlten Beziehungsskripte in knapp formulierte Skriptsätze zu übersetzen. Dann kann man wie in der Beelterungsarbeit aus dem Erwachsenen-Ego-State direkt mit dem Kind-Ego-State an einer Veränderung der Beziehungsskripte arbeiten oder aber die Beziehungsskripte in die Begegnung mit dem Ego-State des Verstorbenen einbringen (vgl. Abschn. 6.5).

6.1.3 Die Ego-States des Verstorbenen

Wenden wir uns nun den Ego-States des Verstorbenen zu, die aus der Sicht der Ego-State-Ansätze als internalisierte, also von außen übernommene Ego-States zu verstehen sind. Im Modell der Transaktionsanalyse werden die Ego-States des internalisierten Verstorbenen als Eltern-Ego-States, aus der Sicht der Schematherapie als internalisierte Elternmodi gesehen. Dabei ist zu beachten, dass in diesem Sinne auch der internalisierte verstorbene jüngere oder ältere Geschwisterteil als Eltern-Ego-State zu begreifen ist, auch wenn das einer intuitiven Vorstellung zu widersprechen scheint.

In der nachholenden Trauer- und Beziehungsarbeit sind dabei folgende verschiedene Ego-States des Verstorbenen zu berücksichtigen:

- *Ego-State des Verstorbenen vor seinem Tod:* Das Kind oder der Jugendliche hat den nahen Angehörigen bis zu dessen Tod über seine Spiegelneuronen als äußeres Gegenüber in unendlich vielen Situationen sehr nahe erlebt und als elterlichen Ego-State internalisiert (vgl. Exkurs in Abschn. 3.12). So hat die Tochter in Fallbeispiel 6, »Der plötzlich verschwundene Vater«, den Vater in den verschiedenen Zeiten ihrer Kindheit erlebt und ihn als Bild aufgenommen und konstruiert. Der so übernommene Vater ist über Erinnerungen zugänglich und wird dabei als erkennbare innere Gestalt und Person erlebt. Genau genommen, gibt es auch hier verschiedene Ego-States dieses Vaters – aus der Zeit, als die Tochter beispielsweise vier oder zehn Jahre alt war. Die verschiedenen Ego-States des Vaters können über Fotografien und Erinnerungen differenziert abgerufen werden. In der klärenden Beziehungsarbeit werden diese verschiedenen Eltern-Ego-States jedoch meist zu einem Ego-State des Verstorbenen vor seinem Tod integriert und als ein einziger Ego-State erlebt.
- *Ego-State des Verstorbenen aus der Zeit der Erkrankung und des Sterbens:* Aus der Zeit der Erkrankung und des Sterbens des Angehörigen wird nun ein weiterer, eigener Ego-State des Verstorbenen gebildet, weil sich der Angehörige für das Kind oder den Jugendlichen in dramatischer Weise verändert und sich so massiv vom bisher erlebten Angehörigen unterscheidet. So sieht das achtjährige Mädchen im Fallbeispiel 2, »Die immer vermisste Großmutter«, das Erinnerungsbild der schwer kranken Großmutter und das Bild von ihr im Sarg immer wieder. Daraus bildet sich ein eigner, internalisierter Ego-State, der dauerhaft erhalten bleibt und mit dem in der nachholenden Beziehungsarbeit gearbeitet werden muss.
- *Ego-State des Verstorbenen nach seinem Tod als imaginierter, symbolischer Ego-State:* Nach einem Verlust entsteht nun im Kind oder Jugendlich ein neuer Ego-State des imaginierten Verstorbenen. Das Kind und der Jugendliche, aber auch Erwachsene imaginieren – systemisch gesprochen: konstruieren – das Bild und den Ego-State des Verstorbenen entsprechend den kulturell geprägten Bildern und den persönlichen Vorstellungen vom Verstorbenen nach seinem Tod. Der abwesende Verstorbene und die Vorstellungen, die das Kind oder der Jugendliche von dessen imaginativer und symbolischer Existenz hat, bilden also einen eigenen Ego-State.

Exkurs:

Imaginierte Bilder des Verstorbenen bei Kindern und Jugendlichen

Kinder und Jugendliche entwickeln entsprechend ihrem kognitiven und emotionalen Entwicklungsstand verschiedene Vorstellungen vom Verstorbenen (Plieth 2013). Kinder bis zum Grundschulalter stellen sich die Verstorbenen wie weiterlebende Menschen mit den dazugehörigen emotionalen und kognitiven menschlichen Fähigkeiten vor. Kinder machen sich deshalb auch Gedanken, wie es dem Verstorbenen im Grab oder im Himmel geht, was diese dort tun und was sie brauchen. Kinder stellen sich oft auch vor, dass der Verstorbene in der bisherigen Gestalt wiederkommen und weiterleben kann. Entsprechend den Vorstellungen und Vorgaben des Umfeldes wird der Verstorbene oft als Engel oder Schmetterlinge in einem sehr konkreten Sinne von Kindern vorgestellt und gemalt.

Die Erfahrung der Abwesenheit des Verstorbenen führt dann bis zum zehnten und zwölften Lebensjahr dazu, dass Kinder verstehen, dass den Verstorbenen viele menschliche Fähigkeiten abgehen. Der Verstorbene wird zunehmend als transparentes und fernes Wesen konzeptualisiert (ebd.), das beispielsweise vom Himmel aus dem Kind zuschaut. Kinder in dieser Phase verstehen dann auch, dass die Bilder von Engel oder Schmetterling symbolisch zu verstehen und zugleich psychologisch als eine innere (!) Realität zu erleben sind (Kachler 2017). Nun wird der Verstorbene auch als innerer Begleiter gedacht und gefühlt. Mit der Pubertät wird dann das Bild vom Verstorbenen weiter abstrahiert, zum Beispiel als ein Teil der eigenen Person oder als transzendente Person.

Die frühen Bilder vom Verstorbenen werden in der Entwicklung des Kindes nicht aufgelöst, sondern bleiben erhalten und sind immer wieder zugänglich. Das zeigt sich auch bei Erwachsenen, die bei schweren Verlusten die ganz frühen Vorstellungen von Verstorbenen wieder aktualisieren. So machen sich beispielsweise Eltern, deren Kind gestorben ist, Sorgen darüber, wie es ihrem Kind in dem dunklen Grab geht.

In der nachholenden Beziehungsarbeit werden die Kind-Ego-States eingeladen, ein für sie stimmiges, aber auch dem Entwicklungsstand entsprechendes inneres Bild vom Verstorbenen zu entwickeln. Auch der Erwachsenen-Ego-State der Betroffenen braucht ein dem eigenen Weltbild und der eigenen Spiritualität entsprechendes und angemessenes Bild und Verständnis vom Ego-State des Verstorbenen.

Beachte!

Es bleibt dabei den Klienten überlassen, wie sie den Ego-State des Verstorbenen konzeptualisieren und verstehen. Aus der Sicht einer wissenschaftlich arbeiteten Psychotherapie stellt der imaginierte Verstorbene nach seinem Tod ein internales Konstrukt dar. Allerdings muss respektiert werden, dass für Trauernde der Ego-State ein real erlebbares inneres Gegenüber darstellt. Sollte allerdings der Ego-State des Verstorbenen magisch-destruktive oder spiritistische Züge tragen, sollte dies bearbeitet werden, und es sollte auf die psychologisch-wissenschaftlichen Grundlagen des therapeutischen Arbeitens hingewiesen werden.

Die hier beschriebenen Ego-States des Verstorbenen werden in der nachholenden Beziehungsarbeit reaktualisiert, sodass mit ihnen in Form von imaginierten Bildern des Verstorbenen gearbeitet werden kann. So werden beispielsweise die Ego-States des Verstorbenen vor seinem Tod über Erinnerungen abgerufen und imaginativ vergegenwärtigt. Der Ego-State des Verstorbenen nach seinem Tod wird zum Beispiel in einer inneren Begegnungsarbeit als Bild auf der inneren Bühne aktualisiert.

In der praktischen therapeutischen Arbeit fließen die verschiedenen Ego-States des verstorbenen Angehörigen allerdings meist zu *einem* Ego-State zusammen. Es genügt dann, der Klientin gegenüber von ihrem verstorbenen Bruder oder Vater zu sprechen, weil die Klientin das für sie stimmige Bild aktualisiert.

6.2 Reaktualisierung der Beziehung zu den Ego-States des Verstorbenen durch Erinnerungsarbeit

Die innere Beziehung zwischen den Kind-Ego-States und den Ego-States des Verstorbenen lässt sich zunächst am besten über die Erinnerungsarbeit reaktualisieren. Diese Erinnerungsarbeit setzt schon in der diagnostischen Phase ein und wird nun nach Bedarf intensiviert. Ziel dabei ist es, über die Erinnerungen aus der Zeit vor dem Tod des Verstorbenen die Kind-Ego-States und die Ego-States des Verstorbenen imaginativ wachzurufen und die Beziehung zwischen ihnen sicher zu installieren. Diese reaktualisierte und stabilisierte Beziehung zum Ego-State des Verstorbenen ist eine wichtige Ressource für die anderen, oft schmerzlichen Prozessschritte wie die schon beschriebene Konfrontation im Rahmen der Realisierungsarbeit oder die Klärung massiver Konflikte mit dem Ego-State des Verstorbenen.

> *Beachte!*
> *Manchmal tauchen schon in der Erinnerungsarbeit schwierige Themen auf, die noch zu Lebzeiten des Verstorbenen entstanden sind. Diese Themen werden dann im Rahmen der Klärungsarbeit auf der inneren Bühne bearbeitet. So hat die Zwölfjährige in Fallbeispiel 6, »Der plötzlich verschwundene Vater«, ihren Vater wegen seiner beruflich bedingten Abwesenheit immer wieder vermisst. Der Schmerz und die Wut darüber werden dann auf die innere Bühne in die Klärungsarbeit gegenüber dem Ego-State des verstorbenen Vaters eingebracht.*

Die Erinnerungsarbeit zur Reaktualisierung und zur Stärkung der inneren Beziehung geschieht in folgenden Schritten:

- Die Klientin wird gebeten zu erzählen, was ihr zum damals verstorbenen Angehörigen einfällt. Es kann nach Episoden, besonderen Ereignissen oder besonderen Beziehungserfahrungen gefragt werden. Der Therapeut bittet dann um weitere Details, damit die Erinnerungen konkret und plastisch werden. Dann lädt der Therapeut die Klientin in Trance oder in einer Tiefenentspannung ein, in die Person des Kindes von damals zu schlüpfen. Damit wird nicht nur die Erinnerung, sondern auch der Kind-Ego-State in der Beziehung zum Ego-State des Verstorbenen intensiv erlebt.
- Die Klientin wird eingeladen, Fotografien aus der Zeit mit dem nahen Angehörigen mitzubringen. Sie wird gebeten, in die Fotografien und zugleich in die Person des Kindes oder Jugendlichen von damals imaginativ hineinzugehen, sodass daraus ein imaginativer Prozess in der Identifikation mit dem Kind-Ego-State entsteht. Tritt bei der Klientin dabei Trauer auf, wird diese Trauer gewürdigt und ihr Abfließen über den Atem oder das Weinen gefördert, dann kehrt man wieder in den imaginativen Prozess zurück.
- Mit dem Ziel, an wichtige vergessene Beziehungserinnerungen zu gelangen, wird die Klientin in eine leichte Trance geführt, und an das biografische Unbewusste wird die Bitte gerichtet, vergessene Erinnerungen auftauchen zu lassen. Die nun aufsteigenden Erinnerungen an den Verstorbenen zu seinen Lebzeiten werden dann imaginativ vertieft. Sollten dabei schwierige und deshalb verdrängte Erfahrungen mit dem Verstorbenen

auftauchen, werden sie wie in der Traumatherapie zunächst beiseitegestellt, damit sie dann später im Rahmen der Klärungsarbeit aufgegriffen werden können.

Die Erinnerungsarbeit wird bewusst auf angenehme und positive Ereignisse fokussiert. Hier finden sehr häufig berührende Prozesse statt, weil oft auch die positiven Erfahrungen mit dem Verstorbenen lange unter dem Schatten der Trauer oder von ungelösten Konflikten lagen. Deshalb kann der Wert dieser Erinnerungsarbeit für den Gesamtprozess nicht hoch genug eingeschätzt werden.

Tauchen Erinnerungen an die Krankheitszeit, das Sterben und den Tod des nahen Angehörigen auf, werden diese Erinnerungen wie in der Traumatherapie vorübergehend zurückgestellt, damit sie dann später im Rahmen der Realisierungsarbeit bearbeitet werden können.

6.3 Nachholendes Ermöglichen einer imaginativen Beziehung zu den Ego-States des Verstorbenen

Nun kommen wir zu einem zentralen Aspekt eines hypnosystemischen Trauer- und Beziehungsansatzes: der weitergehenden inneren Beziehung zum Ego-State des Verstorbenen über den Tod hinaus. Gerade auch für Kinder oder Jugendliche sind die innere Beziehung und ihre Qualität von besonderer Bedeutung für die Transformation der frühen Verlusterfahrung, weil eine gelingende innere Beziehung eine zentrale Ressource darstellt. Jedoch gibt es in den wenigsten Fällen eine gute und hilfreiche innere Beziehung, zumal das familiäre Umfeld die betroffenen Kinder und Jugendlichen beim Finden und Gestalten einer inneren Beziehung meist gar nicht oder nur ungenügend unterstützt.

Diese erlaubende Unterstützung wird nun in einer Beelterungsarbeit mit dem Kind-Ego-State nachgeholt, womit gute Voraussetzungen für das Entstehen oder Vervollständigen einer guten inneren Beziehung geschaffen werden. Der Kind-Ego-State erhält folgende Erlaubnisse, Ermutigungen und Unterstützungen, sodass dabei die innere Beziehung entstehen kann:

- *Erlaubnis und Ermutigung, die Gefühle der Verbundenheit zum Verstorbenen zu spüren:* »Du darfst Mama (Papa/Geschwisterteil/Großelternteil – im Folgenden nur für die Mutter ausgeführt) weiter gern haben und mögen. Du kannst deine Liebe in deinem Bauch oder Herzen spüren. Da wird es dir ganz warm und schön. Ja, es ist gut, die Mama jetzt und weiterhin zu lieben, auch gerade dann, wenn sie gestorben ist.« Der Kind-Ego-State wird dann – so auch in den folgenden weiteren Schritten – gefragt, ob das für ihn in Ordnung ist und ob er die zugesagte Erlaubnis und Ermutigung spüren kann.

- *Erlaubnis und Ermutigung, mit dem Verstorbenen zu reden und im inneren Kontakt mit ihm zu bleiben:* »Du darfst mit Mama auch reden. Das machen auch viele Erwachsene, bei denen ein lieber Mensch gestorben ist. Und du wirst merken, dass es dir guttut, weil du dann mit deiner Mama verbunden bist.«
- *Erlaubnis und Ermutigung, nach einem imaginierten Bild vom Verstorbenen zu suchen:* Hier wird der Kind-Ego-State zunächst eingeladen, ein eigenes Bild für den Ego-State des Verstorbenen zu finden: »Wenn du jetzt an deine Mama denkst, dann kannst du sie vor dir sehen, vielleicht so, wie sie vor der Krankheit oder vor ihrem Tod ausgesehen hat. Vielleicht auch so, wie du sie von vielen Fotos kennst. Schau einfach, wie du die Mama jetzt sehen kannst.« Meist wird der Verstorbene in der Gestalt imaginiert, in der man ihn zu Lebzeiten gesehen hat. Dabei wird die Gestalt häufig ein wenig idealisiert, oft auch als Lichtgestalt visualisiert. Für den Kind-Ego-State ist es oft auch hilfreich, ihm für die Visualisierung des Ego-States des Verstorbenen eine symbolische Gestalt wie einen Schmetterling, einen Vogel oder einen Engel vorzuschlagen: »Vielleicht ist deine Mama für dich jetzt so wie ein Schmetterling oder ein Engel. Schau, was da für dich passt.« Wenn der Kind-Ego-State keine symbolische Gestalt imaginieren kann oder will, genügt es, von der Mutter als Person zu reden: »Vielleicht kannst oder willst du dir deine Mama gar nicht vorstellen. Das ist auch in Ordnung. Aber du weißt, dass es sie ganz nahe oder ganz woanders gibt. Deshalb ist es gut, wenn wir einfach von deiner Mama reden. Ist das in Ordnung?«
- *Erlaubnis und Ermutigung, nach einem sicheren Ort für den Verstorbenen zu suchen:* Für Kinder und Jugendliche ist es nach dem Tod eines nahen Angehörigen wichtig zu wissen, wo der Verstorbene sich – in der Vorstellung – befindet (Kachler 2017). Deshalb ist die erste Frage von Kindern nach einem

Verlust, »Wo ist die Mama jetzt?«, eine Schlüsselfrage für den Beziehungsaspekt in einem Trauerprozess (vgl. Abschn. 1.4.2 zu den sicheren Orten für den Verstorbenen). Kinder haben darauf häufig eine spontane Antwort, manchmal brauchen sie Unterstützung beim Finden eines sicheren, bergenden Ortes für den Ego-State des Verstorbenen. Die Kenntnis eines sicheren Ortes für den Verstorbenen lässt Kinder ruhig werden, weil der Verlust für sie dann keinen endgültigen Verlust darstellt. Dies ist eine wichtige Ressource im Umgang mit dem Verlust. Dem Kind-Ego-State wird zunächst der Gedanke eines sicheren, guten Ortes für den Verstorbenen angeboten, dann wird nach den eigenen Vorstellungen des Kind-Ego-States gefragt: »Was denkst du denn, wo deine Mama jetzt ist? Für viele, auch erwachsene Menschen ist es wichtig zu wissen, an welchem guten Ort der liebe gestorbene Mensch jetzt ist. Hast du eine eigene Idee dazu?« Bleibt das für den Kind-Ego-State fraglich, werden ihm verschiedene Möglichkeiten zur freien Wahl angeboten: »Viele Menschen denken, dass der liebe gestorbene Mensch im Himmel, auf einem Stern oder beim lieben Gott ist. Manche tragen den lieben Menschen auch in ihrem Herzen. Du kannst für dich schauen, was da für dich stimmt. Vielleicht fällt dir jetzt auch noch ein ganz anderer guter Ort für deine Mama ein. Ein Ort, an dem deine Mama jetzt ist und nicht verloren geht, sondern immer gut und sicher dort sein kann.«

Beachte!

Auch bei der Konfrontationsarbeit am Totenbett oder am Sarg (vgl. Abschn. 5.2) ist es wichtig, für den Kind-Ego-State die hier beschriebenen Erlaubnisse und Ermutigungen für eine innere Beziehung zu formulieren. Die damit stattfindende Installation der inneren Beziehung ermöglicht es dem Kind-Ego-State, die schmerzliche Realität des Todes des Angehörigen auszuhalten und mit ihr konstruktiv umzugehen.

- *Erlaubnis und Ermutigung, den Ego-State des Verstorbenen an den sicheren Ort gehen zu lassen:* Das Kind kann nun eingeladen werden, den Verstorbenen an diesen guten Ort gehen zu lassen, auch wenn dies verständlicherweise nochmals schmerzlich ist. Deshalb wird dem Kind-Ego-State auch versichert, dass es dem Verstorbenen dort gut geht: »Du kannst nun deine Mama an diesen Ort gehen lassen. Das tut noch einmal weh, aber du kannst dir sicher sein, dass es deiner Mama dort gut geht.«

- *Erklärung der Funktion dieses Ortes für die innere Beziehung:* Dem Kind-Ego-State wird in kindgemäßer Sprache die Funktion des sicheren Ortes für die innere Beziehung erläutert. Sie besteht darin, dass der Kind-Ego-State über den sicheren Ort die Beziehung zum Ego-State des Verstorbenen finden und leben kann: »Es ist gut zu wissen, wo die Mama ist. Du kannst dort deine Mama immer wieder finden oder sie in Gedanken dort besuchen.«
- *Zusicherung der Beständigkeit der Beziehung zum Verstorbenen:* Dem Kind-Ego-State wird erklärt, dass seine innere Beziehung sicher ist und immer bestehen bleiben darf: »Und weil deine Mama immer an diesem Ort sein wird, kannst du mit ihr immer ganz sicher und für immer gut und lieb verbunden bleiben. Und deshalb – wenn du magst – könnt ihr euch immer lieb haben, du deine Mama und deine Mama dich.«
- *Erlaubnis und Ermutigung, den Ego-State des Verstorbenen als naher oder ferner Begleiter zu erleben:* Für Kinder stellt der Ego-State des Verstorbenen eine wichtige Ressource dar, wenn er die Funktion eines Begleiters übernimmt. Liegt der sichere Ort für den Kind-Ego-State in der Distanz, dann wird der Ego-State des Verstorbenen als der von oben wohlwollend zuschauende Begleiter installiert: »Und du kannst dir vorstellen, dass deine Mama von dort oben ganz lieb zu dir herabschaut und dich in deinem Leben begleitet. Und sie wird sich freuen, wenn es dir wieder ganz gut geht.« Hat der Kind-Ego-State das eigene Herz oder das eigene Gedenken als sicheren, guten Ort gewählt, kann ihm der Ego-State des Verstorbenen als innerer Begleiter folgendermaßen angeboten werden: »Wenn du deine Mama bei dir in deinem Herzen hast, ist sie immer bei dir und kann dich begleiten. Manchmal spürst du das stärker, manchmal – auch das ist in Ordnung – auch gar nicht.«
- *Abschluss des Prozesses:* Der Kind-Ego-State wird abschließend gefragt, ob er noch etwas Weiteres braucht, um die innere Beziehung zum Ego-State des Verstorbenen zu spüren und die innere Beziehung zu leben. Dann wird dem Kind-Ego-State in Aussicht gestellt, bei der nächsten Sitzung in eine direkte Begegnung mit dem Ego-State des Verstorbenen auf der inneren Bühne zu gehen.

Ich habe hier diesen Arbeitsprozess mit dem Kind-Ego-State ausführlich dargestellt. Nach meiner Erfahrung braucht es nicht bei jedem Schritt solch detaillierte Anweisungen, weil in der Regel der Prozess aus sich heraus unwillkürlich und autonom abläuft. Auch müssen nicht alle der hier beschriebenen Erlaubnisse und Ermutigungen explizit formuliert werden, vieles entsteht spontan im und aus dem Prozess heraus, sodass die innere Beziehung meist sehr schnell präsent wird und schon während des beschriebenen Ablaufes die innere Beziehung zum Ego-State des Verstorbenen aktualisiert und erlebt werden kann.

Gibt es in diesem Prozess dennoch Blockaden, dann muss eruiert werden, welches ungelöste Thema in der Beziehung zum Ego-State des Verstorbenen hier eine Rolle spielt. Dieses Thema wird dann auf der inneren Bühne in der Begegnung zwischen dem Kind-Ego-State und dem Ego-State des Verstorbenen bearbeitet.

6.4 Erleben der Beziehung zu den Ego-States des Verstorbenen auf der inneren Bühne

Wurde, wie oben dargestellt, die innere Beziehung des Kind-Ego-States zum Ego-State des Verstorbenen vorbereitet, so wird jetzt die innere Beziehung dem Erleben im Kind-Ego-State zugänglich gemacht. Dies findet als eine vom Erwachsenen-Ego-State begleitete Begegnung zwischen dem Kind-Ego-State und dem Ego-State des Verstorbenen auf der inneren Bühne statt.

Der Begegnungsprozess beginnt mit Anleitungen für den Klienten und seinen Erwachsenen-Ego-State. In folgender Prozessanleitung hat der Klient seine Schwester verloren (vgl. Fallbeispiel 1, »Der Tod der kleinen Schwester«):

- *Vorgespräch mit dem Klienten:* Die Begegnung auf der inneren Bühne wird zunächst mit dem Klienten vorbereitet: »Ich möchte Sie heute gerne einladen, Ihr inneres Kind zu einer Begegnung mit Ihrer Schwester auf der inneren Bühne zu begleiten. Dies hat den Sinn, die innere Beziehung intensiv und direkt zu erleben. Ist das in Ordnung für Sie?« Dann werden die Bedeutung und die Funktion der inneren Bühne oder eines inneren Begegnungsortes näher erläutert. Es werden einige Beispiel als Anregung für solche Begegnungsorte angeboten: »Diese Begegnungsbühne könnte aussehen wie eine Theater- oder Kinobühne; der Begegnungsort könnte der Strand am Meer oder ein anderer Ort in der Natur sein. Manchmal sind es auch besondere, oft auch sakrale Räume wie ein Meditationsraum.«

- *Installation der inneren Bühne:* Die Installation der inneren Bühne wird zunächst mit folgender Frage an den Klienten eingeleitet: »Welche Begegnungsbühne würde denn für Sie, für das Kind in Ihnen und Ihre verstorbene Schwester passen?« Diese kognitive Frage dient dazu, den Boden und die Bereitschaft für die Imagination einer inneren Bühne vorzubereiten: »Dann möchte ich Sie bitten, mit einigen Atemzügen in eine Tiefenentspannung oder Trance zu gehen. – Nun möchte ich Ihr Unbewusstes bitten, in Ihnen eine innere Begegnungsbühne oder einen Begegnungsort auftauchen zu lassen. Schauen Sie nach innen, schauen Sie, was aus Ihrem unbewussten Raum jetzt aufsteigen will. – Wenn Sie die Begegnungsbühne oder den Begegnungsort vor sich sehen, dann beschreiben Sie für mich, wie sie oder er aussieht, damit ich Bescheid weiß und Sie und Ihr inneres Kind gut begleiten kann.«
- *Vorbereitung des Kind-Ego-States:* »Nun möchte ich Sie bitten, sich Ihren trauernden Jungen vorzustellen oder von seinem Trauerort abzuholen. Dann erklären Sie ihm bitte, dass er sich jetzt mit der verstorbenen Schwester treffen darf. Das kann aufregend, auch ein wenig traurig, aber ganz sicher auch nahe und berührend werden. Dann fragen Sie, ob Ihr inneres Kind einer solchen Begegnung zustimmt.«
- *Kind-Ego-State auf die Begegnungsbühne oder an den Begegnungsort bringen:* »Wenn Sie die Zustimmung erhalten haben, begleiten Sie Ihr inneres Kind auf die Bühne/an den Begegnungsort und suchen dort für Ihr Kind und sich selbst einen guten Platz, an dem Sie beide dann gespannt auf das Auftauchen Ihrer Schwester warten.«

Beachte!

Ist sichergestellt, dass die Beziehung des Kindes oder Jugendlichen eine sehr liebevolle und gute Beziehung zum Verstorbenen war und jetzt über den Tod hinaus auch noch ist, kann der Kind-Ego-State ohne Begleitung des Erwachsenen-Ego-States direkt in die Begegnung mit dem Ego-State des Verstorbenen gehen. Man kann dann die Klientin frühzeitig dazu einladen, in die Identifikation mit dem Kind-Ego-State und in der Position des Kind-Ego-States in die Begegnung zu gehen. Dies stärkt deutlich die Beziehung zwischen Kind-Ego-State und dem Ego-State des Verstorbenen.

- *Begrüßung und Begegnung auf der inneren Bühne:* »Wenn nun Ihre Schwester auftaucht, dann gehen Sie mit dem Jungen an Ihrer Seite auf sie zu, und begrüßen Sie sie, so, wie es für Sie drei jetzt stimmt. – Deuten Sie für mich an, was jetzt geschieht.« Sehr häufig umarmt der Ego-State des Verstorbenen den Kind-Ego-State und hält ihn. Dann wird der Kind-Ego-State angeleitet, die Nähe zu spüren und sie in den Körper aufzunehmen. Der Erwachsenen-Ego-State steht häufig mitspürend in der Nähe, nicht selten geht er mit in die Umarmung. Bei dem Klienten werden diese Prozesse in der Mimik, im Gesicht, oft auch in Tränen der Rührung sichtbar.
- *Impuls zur Entwicklung und Vertiefung der Begegnung:* Hier ist wichtig, dass der Begegnungsprozess aus dem Unbewussten und unwillkürlich geschehen kann, sodass jetzt in der Begegnung neue und die Beziehung stärkende Prozesse möglich werden: »Lassen Sie nun zwischen dem Jungen von Ihnen und Ihrer Schwester das geschehen, was geschehen will. Aus Ihrem Unbewussten heraus geschieht genau das, was stimmig für Ihren Jungen und Ihre Schwester und die Beziehung zwischen den beiden ist.«
- *Identifikation mit dem Kind-Ego-State:* Der Impuls, sich mit dem Kind-Ego-State zu verbinden und den Prozess im und aus dem Kind-Ego-State zu erleben, kann schon beim Prozessschritt der Begrüßung erfolgen, wenn deutlich wird, dass keine überwältigenden Gefühle oder andere Störungen auftauchen. Die Assoziation zum oder die Identifikation mit dem Kind-Ego-State installiert nun ganz direkt die Beziehung zwischen Kind-Ego-State und Ego-State des Verstorbenen. »Wenn Sie möchten, können Sie jetzt in Ihren Jungen schlüpfen, sodass Sie in diesem Jungen jetzt direkt die Begegnung mit Ihrer Schwester erleben. – Geschieht das jetzt? Darf ich Sie jetzt als dieses Kind mit Du anreden?«
- *Vertiefung der Begegnungserfahrung auf der kommunikativen Ebene:* Nun wird die Kommunikation zwischen dem Kind-Ego-State und dem Ego-State des Verstorbenen angeregt und intensiviert: »Fragen Sie Ihren Jungen, ob er der Schwester etwas Wichtiges sagen will. – Schauen Sie, ob die Schwester dem Jungen etwas mitteilen will. – Lassen Sie mich wissen, was die beiden sich gegenseitig mitteilen.« Der Kind-Ego-State kann auch direkt per Du zur Kommunikation eingeladen werden: »Spüre für dich,

ob du deiner Schwester etwas sagen willst. Und alles, was du sagen willst, ist in Ordnung. – Ja, dann sage es ihr direkt, und schau, wie sie reagiert. – Achte darauf, ob dir deine Schwester jetzt etwas sagen will und was sie dir sagen will.«

- *Vertiefung der Begegnungserfahrung auf der Körperebene:* Jede positive Erfahrung auf der Beziehungsebene wird im Körper des Kind-Ego-States und damit im Körper des Klienten verankert. Dabei wird der Atem als Mittel genutzt, die gelingende und konstruktive Beziehungserfahrung über den Atem nach innen zu nehmen und im Körper zu platzieren: »Lassen Sie Ihren Jungen im Körper jetzt das, was zwischen ihm und Ihrer Schwester geschehen ist, noch einmal intensiv spüren. Der Junge kann all das einatmen und damit in den Körper nehmen und im Körper ganz sicher verankern.« Der Kind-Ego-State kann direkt aufgefordert werden, die Beziehungserfahrung zu inkorporieren: »Spüre an und mit deinem Körper, wie deine Schwester dich ganz lieb umarmt und was sie dir gesagt hat. Und wenn du das jetzt am Körper spürst, kannst du das in deinen Körper reingehen lassen. Und du kannst das auch einatmen in deinen Körper.«
- *Abschied auf der inneren Bühne:* Nun wird der Ego-State des Verstorbenen auf der inneren Bühne oder am Begegnungsort verabschiedet, damit er dann an seinen sicheren Ort gehen kann. Dies kann für beide – den Ego-State des Verstorbenen und den Kind-Ego-State – noch einmal schmerzlich sein, ist aber unumgänglich und muss als Aspekt der Realisierungsarbeit in jedem Fall durchgeführt werden: »Nun möchte ich Sie als Erwachsenen/dich als Jungen bitten, Ihre/deine Schwester zu verabschieden und sie an ihren guten Ort gehen zu lassen. – Verabschieden Sie sich/Verabschiede dich mit der Geste, die für Sie/für dich stimmt. Dann lassen Sie Ihre/Dann lass deine Schwester gehen. Das mag noch einmal traurig sein. – Sie kommen/du kommst hierher zurück in Ihr/dein Leben als Kind. Und das ist richtig und tut jetzt auch gut.«
- *Abschluss der Begegnung:* Der Begegnungsprozess wird durch Integration des Kind-Ego-States in den Körper des Klienten abgeschlossen: »Nehmen Sie jetzt den Jungen, der soeben diese besondere Begegnung mit seiner verstorbenen Schwester erlebt hat, in Ihren eigenen Körper, sodass sich Ihr nun veränderter Junge dort weiterentwickeln kann.«

- *Utilisierung des Begegnungsprozesses für die aktuelle Thematik oder Symptomatik:* Der heilsame Begegnungsprozess wird nun auf die aktuelle Thematik oder die zu bearbeitende Symptomatik bezogen: »Ich möchte Sie bitten zu spüren, wie dieser Begegnungsprozess sich nach unserer Sitzung heilsam auf Ihr Problem auswirken wird. Sie müssen dafür nichts tun, sondern nur den Prozess in sich – auch ganz unbewusst – wirken lassen. Seien Sie neugierig, wie er sich – vielleicht zunächst nur in kleinen Details – bei Ihnen auswirken wird. Wir werden dann in unserer nächsten Sitzung darüber reden.«

Auch bei dem Begegnungsprozess, den ich hier im Detail schildere, geschehen viele Prozessschritte unwillkürlich und automatisch, sodass nicht jeder der hier beschriebenen Schritte im Einzelnen angeleitet werden muss. Wichtig ist allerdings, dass die Therapeutin über die nonverbalen und verbalen Rückmeldungen des Klienten den Prozess von außen wahrnimmt und ihn behutsam, oft nur mit einer unterstützenden Bestätigung, begleitet.

Nach dieser Begegnungsarbeit kann nun in Ergänzung oder als Ersatz für den haltenden Trauerort ein eigener Beziehungsort eingerichtet werden, an dem die Beziehung zum Verstorbenen gelebt werden kann: »Ich möchte Ihr Unbewusstes bitten, für Ihren Jungen, sofern er sich das wünscht, einen Beziehungsort einzurichten. Hier kann er sich immer wieder mit Ihrer verstorbenen Schwester treffen. Schauen Sie, welcher Beziehungsort jetzt aus Ihrem Unbewussten vor Ihr inneres Auge treten will.«

Durch den hier beschriebenen Begegnungsprozess wird die innere Beziehung zwischen Kind-Ego-State und dem Ego-State des Verstorbenen stabil und sicher. Sie wird so einerseits zu einer Ressource im nachholenden Bewältigen des frühen Verlustes, andererseits kann sie nun dafür genutzt werden, ungeklärte Themen in der inneren Beziehung zum Ego-State des Verstorbenen anzugehen.

6.5 Klärung von ungelösten Themen in der Beziehung zu den Ego-States des Verstorbenen auf der inneren Bühne

Die aktuelle Thematik oder Symptomatik einer Klientin ist sehr häufig auch auf ungeklärte Themen in der Beziehung zum Ego-State des

Verstorbenen zurückzuführen. Deshalb wird schon in der diagnostischen Phase immer die Frage gestellt, ob es ungeklärte Themen, unausgesprochene Gefühle oder etwas anderes Belastendes in der Beziehung zum Verstorbenen gibt. Allerdings sind viele Störungen in der Beziehung zwischen Kind-Ego-State und Ego-State des Verstorbenen nicht bewusst. Häufig werden ungelöste Themen verdrängt, weil der Kind-Ego-State befürchtet, das Ansprechen eines bestimmten Themas könnte die Beziehung oder den Verstorbenen selbst infrage stellen. Oft wird der Verstorbene vom Kind-Ego-State auch idealisiert, sodass der Kind-Ego-State ihn nicht kritisch sehen kann. Spürt der Kind-Ego-State ein Beziehungsproblem, dann nimmt es aufgrund seines egozentrischen Denkens und Fühlens oft die ganze Verantwortung dafür auf sich und will sich auch deshalb nicht mit dem Ego-State des Verstorbenen auseinandersetzen.

In der nachholenden Trauer- und Beziehungsarbeit sind aus der Sicht des Kind-Ego-States folgende Themen wichtig, die in die Klärungsarbeit auf der inneren Bühne eingebracht und transformiert werden müssen:

- *Nicht ausgesprochene, vermiedene Themen:* Häufig wollte der Verstorbene oder das Kind dem anderen etwas sagen, aber hatte es aus Angst oder Scham vermieden, bis es dann der Tod unmöglich gemacht hat. So hätte der zwölfjährige Junge seinem kleineren verstorbenen Bruder gerne gesagt: »Ich mag dich, obwohl wir viel gestritten haben.«
- *Verletzendes oder Vermisstes:* Sehr häufig gibt es beim Kind-Ego-State noch Enttäuschungen oder Verletzungen, die aus der Sicht des Verstorbenen zu seinen Lebzeiten nicht schlimm waren. Der Kind-Ego-State wird ermutigt, zu seinen Verletzungsgefühlen zu stehen und sie in die Klärungsarbeit einzubringen. Häufig war der Verstorbene als Vater oder Mutter nicht präsent, sodass dem Kind oder dem Jugendlichen die Nähe oder Unterstützung fehlte. So kann die Tochter zu ihrem verstorbenen Vater sagen: »Du hast mir immer wieder sehr gefehlt.«
- *Wut gegen den Verstorbenen:* Kinder und Jugendliche ahnen häufig ihre Wut über das Weggehen des Verstorbenen und seine dauerhafte Abwesenheit, lassen sie aber nicht zu. Der Kind-Ego-State wird angeleitet, diese Wut zu spüren und auf der inneren Bühne dem Verstorbenen gegenüber offen und direkt zu äußern.

- *Schuldgefühle gegenüber dem Ego-State des Verstorbenen:* Aufgrund des magischen Weltbildes spüren Kinder – zum Teil auch noch Jugendliche – nach dem Tod eines nahen Angehörigen praktisch immer ein massives Schuldgefühl. Sehr häufig erleben sie sich als am Tod des Verstorbenen mitschuldig. Zudem empfinden Kinder und Jugendliche sehr oft Schuldgefühle der Art, dass sie den Verstorbenen zu seinen Lebzeiten nicht genug geliebt hätten. Die Überlebensschuld ist nach einem frühen Verlust ganz normal und muss als besondere Form der Schuld immer auch eigens bearbeitet werden. Der Kind-Ego-State wird darin unterstützt, die verschiedenen Schuldgefühle zu formulieren und sie als Gefühle dem Ego-State des Verstorbenen gegenüber auf der inneren Bühne einzubringen.
- *Nichtverstehen des Todes, besonders bei einem Suizid des nahen Angehörigen:* Hier bringt der Kind-Ego-State sein Nichtverstehen oder seine Verwirrung mit entsprechenden Fragen in die Klärungsarbeit ein. So kann die zwölfjährige Julia im Fallbeispiel 9, »Nicht erwachsen werden wie mein Halbbruder, der sich suizidiert hat«, im Begegnungsprozess mit dem Ego-State ihres Halbbruders formulieren: »Ich will wissen, warum du dich umgebracht hast. Sag es mir!«
- *Skriptsätze zur Beziehung zum Ego-State des Verstorbenen:* Die Beziehungssätze des Kind-Ego-States wie zum Beispiel »Ich liebe nur Papa, keinen anderen Menschen« werden gegenüber dem Ego-State des Verstorbenen auf der inneren Bühne formuliert. Dies kann entweder direkt vom Kind-Ego-State in der Form »Papa, seit deinem Tod denke ich: ›Papa, ich liebe dich so sehr, deshalb will ich keinen anderen Menschen lieben‹« oder vom Erwachsenen-Ich stellvertretend eingebracht werden: »Der Junge in mir hat den Gedanken, dass er keine andere Menschen lieben will, weil er dich so sehr liebt.«

Beachte!

Die Beziehungsskripte, die die Kind-Ego-States für die Beziehung zum Verstorbenen entwickeln, werden wie die anderen Themen in die Klärungsarbeit auf der inneren Bühne eingebracht. Sie werden als – in der Regel einschränkende – Glaubenssätze gegenüber dem Verstorbenen formuliert. Vom Ego-State des Verstorbenen kommen in aller Regel erlaubende und befreiende Reaktionen, die eine Veränderung eines Beziehungsskriptes ermöglichen.

- *Vom Verstorbenen gegebene Aufträge:* Nicht selten geben Verstorbene an das Kind oder den Jugendlichen Aufträge wie zum Beispiel »Mach mir keine Schande« oder »Vergiss mich nie«. Oft sind diese Aufträge unbedacht oder in genereller und damit überfordernder Weise formuliert, sodass sie für ein Kind nicht erfüllbar oder aber für seine Entwicklung einschränkend sind. Die Aufträge werden vom Erwachsenen-Ego-State stellvertretend für den Kind-Ego-State gegenüber dem Ego-State des Verstorbenen eingebracht, ihre Unerfüllbarkeit wird benannt und dann zurückgegeben.
- *Vom Kind-Ego-State selbst entwickelte Aufträge:* Kinder hören oft auch Aufträge und entwickeln aus ihrem Verantwortungsgefühl selbst Aufträge, die sie für den Verstorbenen glauben erbringen zu müssen. Sehr häufig ist es der Auftrag, später das durch den Tod abgebrochene Leben des Verstorbenen fortzusetzen.

Exkurs:

Früher Verlust durch Suizid des Angehörigen

Eine besonders schwere, komplizierte Verlustsituation für Kinder und Jugendliche ist der Tod eines Angehörigen durch Suizid, sei es der Suizid eines Eltern-, Geschwister- oder Großelternteils. Kinder und Jugendliche sind hier in ihren Fähigkeiten des Verstehens und Verarbeitens überfordert, zumal sie den Suizid immer auch auf sich beziehen. Besonders traumatisierend ist es, wenn das Kind oder der Jugendliche den Suizidierten auffindet. Allerdings wird der Suizid eines Familienmitgliedes vom Umfeld häufig verschwiegen oder beschönigt. Dies hat langfristig massive destruktive Auswirkungen, weil Kinder und Jugendliche ahnen, dass es um den Tod des Angehörigen ein Geheimnis gibt und ihnen die Möglichkeit genommen wird, sich mit der Realität auseinanderzusetzen. Deshalb ist es auch in der nachholenden Beelterungsarbeit häufig nötig, dem Kind-Ego-State auf einfache, aber ehrliche Weise die Wahrheit über den Tod des Angehörigen zu vermitteln.

Die ersten, meist bis heute eingefrorenen Gefühle beim Kind oder Jugendlichen nach einem Suizid in der Familie sind Schock, Verwirrung, Nichtverstehen und Lähmung. Diese Gefühle werden am besten durch eine wiederholte intensive Beelterungsarbeit behutsam gelöst, sodass nun auch Schmerz und Trauer fließen und schließlich auch Wutgefühle auftauchen können. Bei der Beelterungsarbeit ist das Element der Erklärung sehr zentral. Der Kind-Ego-State sollte wenigstens ansatzweise verstehen, dass der Suizid entweder auf eine psychische Erkrankung oder auf das unauflösliche Leiden am Leben zurückgeführt werden kann. Der Suizidant hatte aus innerster Not und damit aus innerster Notwendigkeit keine andere Möglichkeit als den Suizid sehen können. Damit gehört der Suizid ganz zu ihm und hat nichts – ich betone: nichts! – mit dem zurückbleibenden Kind oder Jugendlichen zu tun. Deshalb ist es bei den zunächst ganz normalen Schuldgefühlen des Kind-Ego-States wichtig, klar und eindeutig zu vermitteln, dass der Kind-Ego-State in keiner Weise eine Mitverantwortung hat. Nach dieser eindeutigen Stellungnahme des Therapeuten werden die Schuldgefühle dann in die Klärungsarbeit auf der inneren Bühne eingebracht. Dasselbe gilt für die Gefühle der Überlebensschuld beim Kind-Ego-State, die bei einem Suizid immer in massiver Form vorkommen. Werden die verschiedenen Schuldgefühle in je eigenen Prozessen gegenüber dem Ego-State des Verstorbenen eingebracht, kommt von ihm praktisch immer eine entschuldende, für den Kind-Ego-State hochwirksame befreiende Botschaft.

Zentral ist des Weiteren für Kinder und Jugendliche auch das Wissen darüber, dass es einen guten, heilsamen Ort für den Suizidanten gibt, an dem er jetzt das findet, was er hier im Leben nicht finden konnte. Der Suizidant kann an seinem heilsamen Ort sozusagen zum ersten Mal wirklich glücklich sein. Wenn der Kind-Ego-State sehen kann, dass es dem suizidierten Angehörigen dort jetzt gut gehen kann, kann er sich allmählich dem eigenen Leben ohne Schuldgefühle zuwenden.

Weil Kinder und Jugendliche den Suizid eines Angehörigen immer auf sich beziehen, braucht es in der nachholenden Trauer- und Beziehungsarbeit häufig doch mehrere Prozesse der Klärungsarbeit, in die die unterschiedlichen Fragen und Gefühle des Kind-Ego-States eingebracht werden. Ebenso wichtig ist die Transformation der identifikatorischen Trauer, da die Todesart eines Suizides häufig eine Identifikation mit dem Verstorbenen nahelegt. Diese Transformation der identifikatorischen Bindung an den Verstorbenen und an seinen Suizid verhilft dem Kind-Ego-State dazu, dass er seine Entwicklung nachholen und damit sich sein eigenes Leben nehmen kann.

Es gilt die Grundregel, dass alles, was den Kind-Ego-State oder die Beziehung zum Ego-State des Verstorbenen belastet, in die Klärungsarbeit auf der inneren Bühne oder am Begegnungsort eingebracht werden darf und auch bearbeitet werden sollte. In der Regel wird die Klärungsarbeit durch den Erwachsenen-Ego-State durchgeführt. Ist die Beziehung zum Verstorbenen stabil und, als Ganzes gesehen, vertrauensvoll, kann auch der Kind-Ego-State in Begleitung des Erwachsenen-Ego-States selbst sein Anliegen gegenüber dem Ego-State des Verstorbenen einbringen.

> *Beachte!*
>
> *Ich betone nochmals ausdrücklich, dass bei massiven Störungen oder Themen wie zum Beispiel nach einem Verlust durch Suizid die Klärungs- und Konfliktarbeit auf der inneren Bühne vom Erwachsenen-Ego-State stellvertretend für den Kind-Ego-State übernommen wird. Das bedeutet, dass der Klient als Erwachsener in die Klärung mit dem Ego-State des Verstorbenen geht, während der Kind-Ego-State an seinen sicheren, schützenden Ort gebracht wird und dort gut gehalten ist.*

Das Verfahren der Klärungsarbeit kann in drei Abstufungen der Dissoziation erfolgen, wobei in der Regel der Erwachsenen-Ego-State die Klärungsarbeit vollzieht:

- *Der Kind-Ego-State steht neben dem Erwachsenen-Ego-State:* Der Erwachsenen-Ego-State nimmt den Kind-Ego-State an der Hand auf die innere Bühne oder an den Begegnungsort. Der Kind-Ego-State erlebt so in relativer Nähe die Klärungsarbeit. Dies ist möglich, wenn der Erwachsenen-Ego-State für den Kind-Ego-State zwar vermiedene, aber wenig konfliktträchtige Themen anspricht, und davon auszugehen ist, dass der Ego-State des Verstorbenen mit Verständnis reagieren wird: »Gehen Sie als Erwachsener jetzt auf die innere Bühne/an den Begegnungsort, um dort mit dem Vater das eben besprochene offene Thema zu klären. Nehmen Sie ihr Kind an Ihrer Hand auf die Bühne, und halten Sie Ihr Kind sicher und fest, während Sie jetzt in die Klärung mit Ihrem verstorbenen Vater gehen.« Der Vorteil dieses nahen Miterlebens liegt darin, dass dass der Kind-Ego-State die – meist konstruktiven – Reaktionen des Ego-States des Verstorbenen direkt selbst sieht und annehmen kann. Sehr häufig nimmt der Ego-State des Verstorbenen dann den Kind-Ego-State in die Arme und drückt sein Verständnis aus oder entschuldigt sich bei ihm. Wenn der Kind-Ego-State gut vom Erwachsenen-Ego-State begleitet ist, kann auch der Kind-Ego-State selbst das Thema, seine Frage oder sein Gefühl einbringen. Wichtig dabei ist, dass der Erwachsenen-Ego-State dabei sehr präsent an der Seite des Kind-Ego-States steht.

- *Der Kind-Ego-State bleibt im Abstand auf Sicht:* Der Kind-Ego-State schaut aus der Distanz zu, wie der Erwachsenen-Ego-State auf der inneren Bühne emotional intensivere Themen anspricht: »Ich möchte Sie jetzt in die Klärungsarbeit mit Ihrem verstorbenen Vater einladen. Damit Ihr Kind dieser Klärungsarbeit gut und aus einem sicheren Abstand zuschauen kann und erlebt, wie Sie als Erwachsener mit Ihrem verstorbenen Vater in den Dialog gehen, möchte ich Sie bitten, Ihr Kind in eine Zuschauerreihe oder im sicheren Abstand auf einen Stuhl zu setzen. Ihr Unbewusstes kann Ihrem Kind eine stärkende Begleitgestalt wie ein Schmusetier an seine Seite setzen. – Sie selbst gehen jetzt als Erwachsener direkt in den Dialog mit Ihrem verstorbenen Vater.«
- *Der Kind-Ego-State ist am sicheren, schützenden Ort:* Der Kind-Ego-State wird an den sicheren Ort gebracht, während der Erwachsenen-Ego-State auf der inneren Bühne in eine konfrontative Auseinandersetzung mit dem Ego-State des Verstorbenen geht. Nach der Klärungsarbeit geht der Erwachsenen-Ego-State zum Kind-Ego-State an seinen Ort und berichtet von den Ergebnissen der Klärungsarbeit. Dieses Vorgehen entspricht der bekannten Methode in der Traumatherapie. Es wird insbesondere dann angewendet, wenn der Verstorbene vor seinem Tod das Kind vernachlässigt, geschlagen hat oder dem Kind gegenüber sexuell übergriffig war. Die Anleitung für diesen Prozess lautet folgendermaßen: »Gehen Sie zu Ihrem Kind, und bringen Sie es an den bekannten sicheren, schützenden Ort. Dann erklären Sie ihm, dass Sie jetzt das Schlimme mit dem Vater klären werden und ihm klar sagen werden, dass es nicht in Ordnung war, was er getan hat. – Prüfen Sie, ob es Ihrem Kind an seinem sicheren, schützenden Ort ganz gut geht. Wenn ja, dann gehen Sie jetzt als Erwachsener auf die innere Bühne oder an den Begegnungsort, um sich mit Ihrem Vater auseinanderzusetzen. Ich werde Sie dabei begleiten. Achten Sie darauf, dass Sie jetzt mit all Ihren Fähigkeiten als Erwachsener in die Auseinandersetzung gehen. Wenn es zu emotional oder zu schwierig wird, signalisieren Sie mir das bitte. Sie können jederzeit aussteigen. Das ist völlig in Ordnung.«

Die Klärungsarbeit beginnt mit einem Vorgespräch über die zu bearbeitenden Themen, über den Grad der nötigen Dissoziation und über den Ablauf des Klärungsprozesses. In der nächsten Sitzung wird dann nach der Einleitung einer Tiefenentspannung oder einer Trance die innere Bühne oder der Begegnungsort installiert. Der Kind-Ego-State wird entsprechend den eben beschriebenen drei Möglichkeiten der Dissoziation entweder an der Hand des Erwachsenen-Ego-States mit auf die Bühne genommen oder im Abstand als Zuschauer platziert oder an seinem sicheren Ort gelassen. Der Klient wird gut in seinem Erwachsenen-Ego-State verankert, sodass er im ganzen Prozess im Erwachsenen-Ego-State bleibt:

- *Installation der Begegnung zur Klärung:* Nun wird der Dialog zum Ego-State des Verstorbenen installiert und das Ziel dieser Begegnungsarbeit benannt: »Ich möchte Sie oder Ihr Unbewusstes bitten, zu der Klärungsarbeit Ihren Vater auftauchen zu lassen. Begrüßen Sie ihn, und sagen Sie ihm, dass Sie für das Kind etwas ansprechen und klären möchten. – Fragen Sie ihn, ob das auch für ihn in Ordnung ist.«

Beachte!

Manchmal erhält man vom Ego-State des Verstorbenen keine Zustimmung zur Klärungsarbeit, manchmal entzieht er sich und taucht nicht oder nur verschwommen auf der inneren Bühne oder am Begegnungsort auf. Dann reicht es meist aus, aus dem Erwachsenen-Ego-State heraus eindeutig und klar auf einer Klärungsarbeit zu bestehen. Nicht selten bedeutet das Nicht-klären-Wollen seitens des Ego-States des Verstorbenen aber auch, dass es noch andere, bislang unbewusste ungeklärte Themen gibt. Dann wird das Unbewusste befragt, welche weiteren unbewussten Themen noch vorhanden sind. In wenigen Fällen kommt es zu keiner Klärungsarbeit. Auch dies muss dann vom Klienten beziehungsweise seinem Kind-Ego-State betrauert werden. Dabei wird die Möglichkeit offengelassen, dass das Unbewusste in Zukunft vielleicht doch noch Wege einer Klärung finden könnte.

- *Einbringen des zu klärenden Themas:* Nun wird das Anliegen oder Thema direkt in die Beziehung zum Ego-State des Verstorbenen in knappen, elementaren Sätzen eingebracht. Es bedarf keiner Erklärungen oder Erläuterungen, weil sie den eingebrachten Sätzen die emotionale Unmittelbarkeit und Kraft nehmen würden. In der Regel schlägt deshalb die Therapeutin die vom Erwachsenen-Ego-State einzubringenden Sätze als Formulierungsangebote vor. Hier einige Beispiele: »Sagen Sie Ihrem Vater: ›Für Maria war es schlimm, dass du zu Lebenszeiten so selten für sie da warst‹.« – »Sprechen Sie Ihren Vater an mit: ›Vater, Maria fühlt sich mitschuldig an deinem Tod.‹« – »Vater, ich möchte dir als Erwachsener sagen: ›Maria ist – für mich zu Recht – sehr wütend auf dich.‹« – »Schauen Sie Ihren Vater an, und sagen Sie ihm: ›Vater, Maria will verstehen, warum du so früh gestorben bist.‹« – »Sagen Sie Ihrem Vater, dass Sie für Maria den Auftrag, ihn zu rechtfertigen, zurückgeben möchten.«

- *Reaktionen des Ego-States des Verstorbenen:* Nun wird der Erwachsenen-Ego-State gebeten, nichts Weiteres zu tun, als auf Reaktionen des Ego-States des Verstorbenen zu schauen: »Achten Sie auf die Reaktionen Ihres Vaters. Schauen Sie nur, und nehmen Sie wahr, was von ihm kommt.« Wurde die Klärungsarbeit gut vorbereitet, dann kommen vom Ego-State des Verstorbenen in der Regel keine großen Erklärungen oder Entschuldigungen, sondern elementare Gesten oder Sätze. Häufig lächelt der Ego-State des Verstorbenen, treten Tränen der Betroffenheit in sein Gesicht, zeigt er eine versöhnliche Geste oder nimmt den Erwachsenen-Ego-State, oft auch den auf der Bühne anwesenden Kind-Ego-State in die Arme.

Beachte!

Kommt eine ausweichende, defensive oder verweigernde Reaktion vom Ego-State des Verstorbenen, wird vom Erwachsenen-Ego-State das Anliegen nochmals mit einer eindeutigen Bitte um eine Reaktion eingebracht. Gegebenenfalls kann der Ego-State des Verstorbenen gefragt werden, welchen Sinn seine abwehrende Reaktion hat. Es wird nun in dem von der Therapeutin moderierten Konfliktdialog geklärt, was der Ego-State des Verstorbenen braucht, um sich auf eine Konfliktlösung einzulassen. Kommt es zu keinem guten Ergebnis, wird der Klärungsprozess vorläufig an dieser Stelle beendet. Im Nachgespräch wird dies reflektiert, und dem Unbewussten des Klienten wird der Auftrag gegeben, bis zu nächsten Sitzung an einer Entwicklung zu arbeiten. In der nächsten Sitzung wird der Klärungsprozess wieder aufgegriffen. Sollte auch dann keine Veränderung in der Beziehung zum Ego-State des Verstorbenen möglich sein, muss dies wiederum akzeptiert und eigens betrauert werden.

- *Annehmen der Reaktion des Ego-State des Verstorbenen:* Nun wird der Erwachsenen-Ego-State gebeten, seine eigenen Gefühle und die des neben ihm stehenden Kind-Ego-States wahrzunehmen: »Spüren Sie, wie die Geste/dieser Satz/diese Umarmung Ihres Vaters bei Ihnen als Erwachsenem ankommt, und schauen Sie auf Ihr Kind an Ihrer Hand/dort in der Zuschauerreihe. Lassen Sie es bei sich und Ihrem Kind wirken. Nehmen Sie die gute Lösung mit Ihrem Atem nach innen, und geben Sie dieser Erfahrung einen guten Ort in Ihrem Körper. Auch das Kind kann diese gelingende Erfahrung nun in seinen kleinen Körper aufnehmen und dort heilsam wirken lassen.« War der Kind-Ego-State beim Klärungsprozess durch den Erwachsenen-Ego-State an seinem sicheren, schützenden Ort, geht der Erwachsenen-Ego-State zu ihm und erläutert das Ergebnis der Klärungsarbeit. Bei einem guten Ergebnis wird der Kind-Ego-State angeleitet, es in sich aufzunehmen. Nun ist auch der Weg frei, später in einen unbelasteten Prozess der Begegnung mit dem Ego-State des Verstorbenen zu gehen, sofern das vom Klienten und seinem Kind-Ego-State gewünscht wird.

Beachte!

Werden in die Klärungsarbeit die Skriptsätze zur Beziehung zum Verstorbenen eingebracht, gibt es vom Ego-State in aller Regel erlaubende, befreiende Reaktionen, die eine Veränderung eines Beziehungsskriptes ermöglichen.

- *Abschluss der Klärungsarbeit:* Das Ende der Klärungsarbeit wird wie eine Begegnungsarbeit mit einem Abschied vom Ego-State des Verstorbenen eingeleitet. Dann wird der durch den Klärungsprozess veränderte Kind-Ego-State im Körper des Klienten internalisiert und verankert: »Nehmen Sie nun das Kind, das durch diesen Klärungsprozess eine heilsame Veränderung erlebt hat, nach innen in Ihren Körper. Achten Sie darauf, wie sich das in Ihnen und bei Ihrer Thematik in den nächsten Tagen hilfreich und heilsam auswirken wird.« Der Kind-Ego-State kann auch an einen heilsamen Entwicklungsort gebracht werden, an dem er nach der gelungenen Klärung nun seiner eigenen Entwicklung Raum geben kann.
- *Utilisierung für die aktuelle Thematik oder Symptomatik:* Der Klient wird gebeten, in den nächsten Tagen achtsam und neugierig wahrzunehmen, welche Veränderungen sich in Bezug

auf seine Thematik oder Symptomatik und sein Lebensgefühl einstellen werden.

Mit einer erfolgreichen Klärungsarbeit ist in vielen Fällen ein wichtiger Schritt für die Veränderung der eingebrachten Thematik oder Symptomatik der Klienten vollzogen. Eine weitere Klärung erfolgt nun in der Bearbeitung der identifikatorischen Trauer.

6.6 Lösung der identifikatorischen Trauer durch Differenzierung in Bezogenheit

Die identifikatorische Trauer ist für Kinder und Jugendliche die wichtige zweite Form des Trauerns (vgl. Abschn. 5. 1) und zugleich eine Form der inneren Beziehung zum Verstorbenen. Deshalb wird diese zweite Trauerform hier besprochen. Eine Transformation dieser Trauer ist nur über eine Transformation der Identifikation mit dem Verstorbenen möglich. In der identfikatorischen Trauer geht das Kind oder der Jugendliche in die Identifikation mit dem Verstorbenen und trauert mitfühlend für ihn, weil er sterben musste und nicht mehr leben darf. Hier wird die Trauer als symbolisches Miterleben des Sterbens und des Todes des Verstorbenen empfunden. Und nicht zuletzt erlebt sich das Kind oder der Jugendliche in der Trauer dem Verstorbenen als nahe und über die Trauer als mit ihm verbunden.

Wie das Fallbeispiel 9, »Nicht erwachsen werden wie mein Halbbruder, der sich suidiziert hat«, zeigt, hat die identifikatorische Trauerbeziehung für den Kind-Ego-State und die innere Beziehung zum Verstorbenen folgende mögliche Konsequenzen:

- Der Kind-Ego-State ist über die Trauer an den Ego-State des Verstorbenen und dessen Sterben beziehungsweise Tod gebunden, sodass seine Entwicklung unterbunden wird.
- Der Kind-Ego-State fühlt sich in der Loyalität zum Ego-State des Verstorbenen zu einem Liebesbeweis und Liebesopfer in Form eines Lebensverzichtes verpflichtet.
- Die Trauer wird zum vorherrschenden Beziehungsmittel, sodass die innere Beziehung zum Ego-State des Verstorbenen durch die Trauer gedämpft oder gebremst wird.
- Der Kind Ego-State verzichtet auf eine eigene Entwicklung, oft in Analogie zum Sterben des nahen Angehörigen oder auch als Liebesopfer für den nahen Angehörigen.

- Zusammen genommen, tragen diese Konsequenzen wesentlich zum Entstehen des heute beklagten Symptoms der Klienten bei. So kann zum Beispiel eine immer wiederkehrende depressive Stimmung als Auswirkung des symbolischen Mitsterbens des Kind-Ego-States bis in die Jetztzeit verstanden werden.

Auch wenn die Konsequenzen der identifikatorischen Trauer massiv sind, entstehen sie doch aus der mitempfindenden Liebe des Kind-Ego-States. Für den Kind-Ego-State sind die beschriebenen Konsequenzen nicht nur selbstverständlich, sondern Ausdruck seiner Liebe zum Verstorbenen.

Die Zusammenhänge zwischen der Identifikation über die Trauer und dem Entstehen seiner heutigen Symptomatik wird mit dem Klienten zunächst kognitiv bearbeitet. Im Vordergrund steht das Würdigen der identifikatorischen Trauer als ein aus der Liebe kommendes Beziehungsmittel. Zugleich muss aber auch der Preis dieses zunächst für den Kind-Ego-State naheliegenden und verständlichen Beziehungsversuches benannt werden. Werden dem Klienten die beschriebenen systemischen Zusammenhänge klar, kann er sehen, dass seine heutige Symptomatik ein später Preis für den frühen Beziehungsversuch über die Identifikation mit dem Verstorbenen darstellt. Dies motiviert ihn in aller Regel, die identifikatorische Trauer zu transformieren.

> *Beachte!*
>
> *Der erwachsene Klient erlebt den Preis einer identifikatorischen Trauer wie zum Beispiel den depressiven Lebensverzicht als Problem. Doch der Kind-Ego-State wertet dies nicht als Preis und Problem, sondern als aus Liebe erbrachtes Opfer, zumal der Kind-Ego-State meist gar nichts anderes kennt als die Beziehungsgestaltung über die identifikatorische Trauer. Der eigentliche, zunächst nicht zu verstehende Preis für den Kind-Ego-State liegt darin, dass die identfikatorische Trauer zwar eine nahe, aber doch immer auch traurige, gedämpfte oder später dann einengende Beziehung zum Ego-State des Verstorbenen konstelliert.*

Die Transformation der identifikatorischen Trauer als besonderes Beziehungsmittel findet wieder als Begegnungsprozess auf der inneren Bühne oder am Begegnungsort statt.

Beachte!
Es darf nie gegen die identifikatorische Trauer oder an ihrer Auflösung gearbeitet werden, weil das aus der Sicht des Kind-Ego-States die Loyalität und die Beziehung zum Ego-State des Verstorbenen bedrohen würde. Es geht also nicht um ein Loslassen und Auflösen der identifikatorischen Trauer oder gar um eine endgültige Trennung, sondern um eine Transformation der trauergebundenen Loyalität und Beziehung hin zu einer bleibenden, nun aber freien Beziehung zum Ego-State des Verstorbenen. Es geht um eine Differenzierung in Bezogenheit zwischen dem Kind-Ego-State und dem Ego-State des Verstorbenen.

Die folgenden Instruktionen werden für das Fallbeispiel 9, »Nicht erwachsen werden wie mein Halbbruder, der sich suizidiert hat«, bei dem sich die zwölfjährige Julia in ihrer Depression mit ihrem Halbbruder identifiziert, ausgeführt:

- *Einleitung des Differenzierungsprozesses:* »Gehen Sie zu der elfjährigen Julia, und erklären Sie ihr mit Ihren eigenen Worten, was Sie jetzt über die Identifizierung und das Liebesopfer verstanden haben. Vermitteln Sie ihr, dass es eine schöne und freie Möglichkeit gibt, mit dem geliebten Halbbruder, mit Matthias verbunden zu sein. Dann gehen Sie mit Julia auf die schon bekannte innere Bühne/an den Begegnungsort.« Es gelten die schon beschriebenen Regeln für die Begegnungs- und Klärungsarbeit. Die Differenzierungsarbeit wird vom Erwachsenen mit dem Kind-Ego-State an seiner Seite oder aber auch vom Kind-Ego-State selbst mit der Anleitung der Therapeutin vorgenommen, insbesondere dann, wenn der Kind-Ego-State des Kindes oder des Jugendlichen schon älter ist. Letzteres ist möglich, weil die Differenzierungsarbeit in der Regel nicht konflikthaft, sondern praktisch immer emotional berührend und zugleich befreiend verläuft. Dabei muss betont werden, dass die Beziehung zum Ego-State des Verstorbenen bleiben darf, sodass die Differenzierung nicht zu einer Bedrohung für die Beziehung wird.
- *Respekt vor dem Schicksal des Verstorbenen:* Die Differenzierung zwischen dem Kind-Ego-State und dem Ego-State des Verstorbenen beginnt, indem der Tod des nahen Angehörigen geachtet und sein Sterben bei ihm, nicht mehr beim Kind-Ego-State

verortet wird: »Sagen Sie als Erwachsener für Julia an Ihrer Seite nun dem verstorbenen Halbbruder: ›Matthias, ich achte dein Schicksal und deinen Tod. Es ist dein Schicksal und gehört zu dir. Das tut mir leid und tut auch noch weh.‹ – Achten Sie darauf, wie Matthias und Julia an Ihrer Seite reagieren.« Wenn beim Kind-Ego-State Trauer auftritt, wird sie erlaubt und zum Abfließen eingeladen, dann wird zum Klärungsprozess zurückgekehrt.

- *Differenzierung zwischen Kind-Ego-State und Ego-State des Verstorbenen:* Die Disidentifikation wird nun eingeleitet, indem die Unterschiedlichkeit der Existenzweise des Ego-States des Verstorbenen an einem anderen Ort und des Kind-Ego-States hier in diesem Leben benannt wird: »Schauen Sie Matthias liebevoll an. Und Julia kann dies ebenfalls tun. – Sagen Sie ihm: ›Matthias, du lebst deine Existenz auf deine Weise an deinem guten Ort, Julia lebt hier in diesem Leben auf ihre Weise.‹ – Achten Sie darauf, wie Matthias und wie Julia an Ihrer Seite reagieren.«

Beachte!

Falls es Verlangsamungen oder Blockaden im Differenzierungsprozess gibt, werden sie immer als sinnvoll und angemessen gewürdigt. Nun wird geklärt, welches unbewusste Anliegen beim Ego-State des Verstorbenen oder auf der Seite des Kind-Ego-States in der Verlangsamung oder Blockade zum Ausdruck kommt. Häufig ist es die Sorge, dass die Differenzierungsarbeit zu einer Trennung führt. Den Ego-States wird zugesichert, dass die innere Beziehung zwischen ihnen bleiben darf. Ebenso werden andere Bedürfnisse in die Begegnungsarbeit zwischen den Ego-States eingebracht und erfüllt. Falls der Ego-State des Verstorbenen einer Differenzierung nicht zustimmt, bedarf es noch einmal einer kritischen Auseinandersetzung im Sinne einer Konfliktklärung auf der inneren Bühne.

- *Ego-State des Verstorbenen als Begleiter und die Differenzierung der Entwicklungswege:* Nun wird die Differenzierung zwischen Kind-Ego-State und Ego-State des Verstorbenen auf die weitergehende und zukünftige Entwicklung des Kind-Ego-States ausgedehnt. Damit die Beziehung weiterhin bestehen kann, wird der Ego-State des Verstorbenen als Begleiter für diese neue Entwicklung des Kind-Ego-States installiert: »Sagen Sie Ihrem

Halbbruder Matthias: ›Wenn sich nun Julia auf ihre Weise in ihrem Leben weiterentwickelt, dann begleite sie freundlich und wohlwollend von deinem sicheren Ort aus oder in ihrem Herzen.‹ – Achten Sie darauf, ob Matthias und Julia an Ihrer Seite zustimmen.« Beispielhaft beschreibe ich die Anleitung, wenn die Differenzierung durch den Kind-Ego-State selbst vorgenommen wird: »Sage deinem Halbbruder Matthias folgendes: ›Wenn ich, Julia, jetzt auf meine Weise groß und erwachsen werde, dann begleite mich freundlich. Schau mir dort vom Regenbogen aus freundlich zu, wenn ich jetzt in mein Leben gehe.‹ – Achte darauf, wie Matthias reagiert. – Wenn er dir zunickt und zustimmt, dann nimm das in dich auf.«

- *Abschied und Betreten des eigenen Entwicklungsweges:* Wie schon beschrieben, geht es wieder um den Abschied auf der inneren Bühne oder am Begegnungsort. Der Abschied wird dann weitergeführt: »Nehmen Sie nun Julia an die Hand, und gehen Sie mit ihr auf einen Weg ihrer ganz eigenen Entwicklung ins Erwachsenwerden.«
- *Utilisierung für aktuelle Thematik oder Symptomatik:* Die Klientin wird gebeten, darauf zu achten, wie die Arbeit an der bezogenen Disidentifikation gegenüber dem Ego-State des Verstorbenen sich auf ihre innere Beziehung zum Verstorbenen und damit auf die Thematik oder Symptomatik auswirken wird. Als Anregung für eine Weiterarbeit kann dem Klienten die Aufgabe gestellt werden, die Differenzierung nochmals in Form eines Briefes an den Ego-State des Verstorbenen zu formulieren und zu festigen.

Mit der Transformation der identifikatorischen Trauer als Differenzierung in Bezogenheit ist die nachholende Beziehungsarbeit abgeschlossen. Sollte sich an bestimmten Themen der Entwicklung des Kind-Ego-States noch einmal eine identifikatorische Gebundenheit an den Ego-State des Verstorbenen zeigen, wird der beschriebene Prozess für dieses Thema noch einmal durchgeführt.

Damit sind die wesentlichen Aspekte der nachholenden Beziehungsarbeit dargestellt. Im nächsten Kapitel (Kap. 7) wird die nachholende therapeutische Arbeit am verbleibenden, den Kind-Ego-State sehr prägende Familiensystem beschrieben, dann wird der Kind-Ego-State in seine eigene, nachholende Entwicklung ins Lebens begleitet (Kap. 8).

7 Nachholende hypnosystemische Therapie des verbleibenden trauernden Familiensystems

7.1 Das verbleibende trauernde Familiensystem

Die bisherige hypnosystemische nachholende Trauer- und Beziehungsarbeit bei frühen Verlusten bezog sich auf den Verstorbenen selbst. Diese Arbeit stellt den innersten hypnosystemischen Kern einer nachholenden Trauer- und Beziehungsarbeit dar und hat unbedingten Vorrang vor den nun im Folgenden dargestellten Themen, die allerdings für die weitere Entwicklung der Kind-Ego-States ebenfalls sehr prägend sind. Das Kind oder der Jugendliche muss nicht nur mit dem unmittelbaren Verlust, sondern auch mit dem zurückbleibenden trauernden Familiensystem leben lernen und sich entsprechend anpassen. Dieses Familiensystem verändert sich durch einen Verlust massiv und ist nun die Umwelt, in der das Kind oder der Jugendliche heranwächst. Dieses nach dem Verlust massiv veränderte Familiensystem prägt die Kind-Ego-States der Klienten und ist damit auch verantwortlich für das heute von den Klienten eingebrachte Thema oder für die beklagte Symptomatik.

Aus dem Erleben der Kinder und Jugendlichen ergeben sich folgende zentrale Prozesse in und mit dem Familiensystem, in dem sie nun nach dem Verlust weiterleben müssen:

- *Übernahme der im System befindlichen Trauer der Familienmitglieder:* Das Kind oder der Jugendliche ist hier mitfühlender Teil des Familiensystems und übernimmt die Trauer der anderen und die Trauer, die atmosphärisch im Familiensystem präsent ist. Ich bezeichne sie als *systemische Trauer,* die der Kind-Ego-State nun in sich trägt.
- *Sekundärer Verlust eines Elternteils oder beider Elternteile sowie der Vollständigkeit der Familie:* Für das Kind oder den Jugendlichen fallen die betroffenen Elternteile als emotionales Gegenüber weitgehend aus, sodass dies einen eigenen, sekundären Verlust darstellt und eine eigene Trauer generiert. Zudem erlebt das Kind oder der Jugendliche den Verlust der Vollständigkeit der Familie, der ebenfalls betrauert werden muss.

- *Strukturelle Veränderungen des verbleibenden Familiensystems:* Das Kind oder der Jugendliche ist nicht nur der Leidtragende dieser massiven strukturellen Veränderungen, sondern übernimmt allermeist auch noch Verantwortung, um diese strukturellen Veränderungen für sich und das Familiensystem abzumildern.

Fallbeispiel 11: Der im Bett liegende Vater und die zu Eis erstarrte Mutter

Die 45-jährige Klientin kommt zur Therapie, weil ihre Beziehungen zu Männern immer wieder scheitern. Sie scheint in den Beziehungen zu bestimmend und überverantwortlich zu sein. Ihr ist bewusst, dass sie nach dem Tod ihres Bruders in ihrer Familie die Verantwortung übernehmen musste, weil beide Eltern emotional fehlten. Ihr ist nicht bewusst, dass sie nicht nur bis heute über den Tod des zwölfjährigen Bruders, sondern auch über die Abwesenheit ihrer Eltern trauert und deshalb sich nicht auf nahe Beziehungen einlassen konnte. Sie schildert folgende zentrale Szene: Sie war acht Jahre alt, als ihr zwölfjähriger Bruder beim Rudern kenterte und ertrank. Als die Todesnachricht eintraf, warf sich ihr Vater schreiend ins Bett und konnte bis zur Beerdigung nicht aufstehen. Ihre Mutter erstarrte zu einem Eisblock, den sie als Tochter nicht mehr berühren durfte. Für sie als Kind verharrten ihre Eltern im Rückzug beziehungsweise in der Erstarrung über ihre ganze Kindheit hinweg. Ihr Vater ist für sie im Bett seines Schmerzes nicht erreichbar, ihre Mutter bleibt über Jahre in unberührbarer Erstarrung. Sie als Kind verliert nicht nur ihren Bruder, zu dem sie aufgrund ihrer eigenen Erstarrung keine innere Beziehung mehr fand, sondern auch ihre Eltern. Letzteres löst sie dadurch, dass sie für sich und die Familie Verantwortung übernimmt.

Dieses Fallbeispiel zeigt, dass das Kind nicht nur beide Eltern verlor, vielmehr wurden sie in ihrer massiven Verlustreaktion für den Kind-Ego-State selbst zu einem destruktiven Einflussfaktor. Die Übernahme der Verantwortung für die Eltern und die Familie war die einzige Möglichkeit, sich selbst wenigstens ein Stück weit lebendig zu fühlen und eine indirekte Beziehung zu ihren Eltern herzustellen. Allerdings ist der Preis für die Entwicklung des Kindes sehr hoch und zeigt sich später als destruktive Beziehungssymptomatik.

7.2 Die Rückgabe der blockierenden übernommenen Trauer – Die Arbeit an der systemischen Trauer

Ich habe gezeigt, dass in der nachholenden Trauerarbeit für den Kind-Ego-State eine vierfache Trauerarbeit geleistet werden muss: die Arbeit an der eigenen Trauer als direkte Reaktion des Bindungssystems auf den Verlust; die Transformation der identifikatorischen Trauer; die Rückgabe der übernommenen, von mir als systemischen Trauer bezeichnete Trauer; und schließlich das Betrauern des sekundären Verlustes eines Elternteils oder beider Eltern sowie der Vollständigkeit der Familie. Nachdem die Transformationsarbeit für die eigene und die identifikatorische Trauer des Kind-Ego-States dargestellt wurde, bleibt nun zunächst die Arbeit an der systemischen Trauer. Sie erfolgt erst jetzt, da sie sich nicht unmittelbar auf den Verstorbenen, sondern auf das umgebende verbleibende Familiensystem bezieht.

Kinder und Jugendliche übernehmen die Trauer der Mitglieder des trauernden Familiensystems aus folgenden Gründen:

- Das Spiegelneuronensystem von Kindern und Jugendlichen übernimmt unwillkürlich und unbewusst auf einer neurobiologischen Ebene die im System vorhandene Trauer, insbesondere die atmosphärisch im Familiensystem zu spürende Trauer. Sie wird im Wesentlichen über die nonverbalen Reaktionen der Familienmitglieder vermittelt. Auch und gerade die im Familiensystem ausgeblendete oder tabuisierte Trauer wird über nonverbale Signale durch das Spiegelneuronensystem vom Kind und vom Jugendlichen aufgenommen. Das heißt in der Konsequenz, dass im Familiensystem die Übernahme der Trauer der anderen gar nicht zu vermeiden ist, sondern zu jeder schweren Verlusterfahrung in der Kindheit und Jugendzeit gehört.
- Kinder und Jugendliche übernehmen die Trauer aus Mitgefühl und Empathie für die anderen Angehörigen. Sie fühlen sich gerade in einer solchen Verlustsituation verantwortlich und glauben, dass sie durch die Übernahme der Trauer den Angehörigen diese Trauer abnehmen können.
- Kinder und Jugendliche fühlen sich durch die übernommene Trauer in den eigenen Verlustgefühlen verstanden. Die übernommene Trauer deutet gewissermaßen das eigene nicht ver-

stehbare Erleben von Schock, Verwirrung oder Verzweiflung als Trauer. Dieser Prozess ist besonders für Kinder im Alter bis zu drei Jahren wichtig, weil hier aufgrund der fehlenden oder unsicheren Objektkonstanz vermutlich noch keine eigene Trauer erlebt wird. Stattdessen wird die übernommene Trauer zunehmend als eigene Trauer erlebt.

- Kinder und Jugendliche fühlen sich durch die Übernahme der Trauer der anderen Familienmitglieder diesen Mitgliedern nahe und macht sie so an das Familiensystems, das mit sich selbst beschäftigt ist, anschlussfähig. Das mitfühlende Trauern mit den anderen Angehörigen ermöglicht eine intensive Verbundenheit im Familiensystem.
- Manchmal hilft die Übernahme der Trauer der anderen auch dazu, die eigene Trauer nicht so intensiv zu spüren. Insofern dient die Übernahme der Trauer der anderen auch der Vermeidung der eigenen Trauer.
- Die Übernahme der Trauer verhilft dem Kind oder Jugendlichen zu einer Wichtigkeit und Bedeutung im Familiensystem. Das kann einerseits die eigene Ohnmacht angesichts des Todes des geliebten Menschen mildern und andererseits das Selbstwertgefühl stärken.
- Nicht selten wird die Übernahme von einem Familienangehörigen – freilich meist nonverbal – nahegelegt oder gar eingefordert. Hier fällt die Rückgabe schwer, weil sie gegen den Willen des Familienangehörigen aus dem Erwachsenen-Ego-State nachholend durchgesetzt, manchmal auch erstritten werden muss.
- Kinder und Jugendlichen sehen im Übernehmen der familiären Trauer oft einen Auftrag des Verstorbenen. Dies muss in einer Klärungsarbeit mit dem Ego-State des Verstorbenen auf der inneren Bühne transformiert werden. In aller Regel zeigt sich, dass der Verstorbene den Auftrag nicht erteilte, sondern dass er vom Kind-Ego-State aus Liebe zum Verstorbenen selbst gebildet wurde.

Aus der Übernahme der systemischen Trauer entwickelt sich ein sehr verantwortlicher Kind-Ego-State, der weiter gestärkt wird, wenn er erlebt, dass er damit dem Familiensystem hilft und dabei selbst an Bedeutung gewinnt.

Der therapeutische Prozess erfolgt nun in einer imaginierten Rückgabe der übernommenen Trauer an die Familienmitglieder auf der inneren Bühne. Die Rückgabe erfolgt durch den Kind-Ego-State mit Unterstützung des begleitenden Erwachsenen-Ego-States; die Rückgabe einer von einem Familienmitglied implizit oder direkt zugewiesenen Trauer sollte durch den Erwachsenen-Ego-State erfolgen.

Der Rückgabeprozess für die übernommene systemische Trauer gleicht in vielen Aspekten der schon beschriebenen Arbeit auf der inneren Bühne mit dem Ego-State des Verstorbenen. Deshalb wird im Folgenden auf wörtliche Instruktionen weitgehend verzichtet. Der Rückgabeprozess für die übernommene Trauer umfasst folgende Schritte:

- *Aufsuchen und Imaginieren des Kind-Ego-States:* Dem Kind-Ego-State wird erklärt, dass er nun die übernommene Trauer an die Familienmitglieder zurückgeben darf, damit er sich selbst und die Beziehung zum Verstorbenen freier fühlen kann.
- *Würdigung der Übernahme:* Es wird ausdrücklich gewürdigt, dass der Kind-Ego-State die Trauer der Familienmitglieder einerseits übernehmen musste, andererseits aus eigenen guten Gründen übernehmen wollte. Von daher wird auch gewürdigt, dass die Rückgabe der übernommenen Trauer schwer sein kann, weil sie auch einen Verlust darstellt und der Gewinn der Rückgabe noch nicht unmittelbar spürbar ist.
- *Erläuterung des Preises der Übernahme:* Damit der Kind-Ego-State zustimmen kann, die übernommene Trauer zurückzugeben, muss ihm der doppelte Preis der Übernahme erklärt werden. Der nicht bewusste, aber dann entscheidende erste Preis für den Kind-Ego-State besteht darin, dass durch die bleibende übernommene Trauer die Beziehung zum Ego-State des Verstorbenen gebremst ist. Der zweite Preis liegt darin, dass der Kind-Ego-State nicht unbeschwert in sein Leben und in seine Entwicklung eintreten kann.
- *Installation der inneren Bühne mit der verbliebenen Familie:* Wie schon beschrieben, wird in Trance eine innere Bühne imaginiert. Der Erwachsenen-Ego-State setzt sich zusammen mit dem Kind-Ego-State im Abstand zur Bühne in zwei nebenei-

nanderstehende Sessel in einer Zuschauerreihe. Von dort aus schauen beide nach vorne auf die Bühne. Auf ihr wird nun die verbliebene veränderte Familie von damals imaginiert. Sowohl der Erwachsenen-Ego-State als auch der Kind-Ego-State schauen auf die Bühne, um zu spüren, welche Trauer der Kind-Ego-State damals in welchem Ausmaß von welchem Familienmitglied übernommen hat.

- *Symbolisierung der übernommenen Trauer:* Der Erwachsenen-Ego-State bespricht mit dem Kind-Ego-State, welche Trauer er von welchem Familienmitglied übernommen hat und welches Symbol dazu passt. Hier bietet sich das Symbol eines Paketes, eines Rucksacks oder eines Koffers mit verschiedenen symbolischen Inhalten an.
- *Rückgabe der symbolisierten übernommenen Trauer:* Nun geht der Erwachsenen-Ego-State zusammen mit dem Kind-Ego-State auf die innere Bühne zu den Familienmitgliedern. Ältere Kind-Ego-States geben selbst die Symbole der übernommenen Trauer an die einzelnen Familienmitglieder oder an die verbliebene Restfamilie zurück. Bei jüngeren Kind-Ego-States vollzieht der Erwachsenen-Ego-State die Übergabe, während der Kind-Ego-State dies an seiner Seite miterlebt. Der Klientin werden für das Fallbeispiel 11 folgende Sätze für die Rückgabe durch den Kind-Ego-State vorgeschlagen: »Sage deinem Papa und deiner Mama jetzt Folgendes. Die erwachsene Frau steht neben dir und unterstützt dich. Sage also: ›Ich sehe, dass ihr sehr um Hanno trauert. Ich kann eure Trauer gut verstehen.‹ – Wie reagieren die Eltern? – Dann sage ihnen jetzt: ›Ich habe eure Trauer als Kind für euch aus Mitgefühl und Liebe übernommen. Ich habe das gerne für euch und unsere Familie getan. Und ein wenig habe ich es auch für mich in meiner Trauer getan.‹ – Und dann weiter: ›Nun ist mir die Trauer zu schwer geworden, und sie behindert mich. Deshalb gebe ich Sie euch zurück. Sie gehört zu euch.‹ – Dann gib deine Trauerpakete deinem Papa und deiner Mama zurück, und schaue, wie sie deine Trauer wieder zu sich zurücknehmen. Spüre, wie erleichternd sich das nun bei dir selbst anfühlt, auch wenn es nicht so leicht ist, jetzt diese übernommene Trauer abzugeben.«

Beachte!

Wird die Rücknahme von einem Familienmitglied verweigert, muss der Erwachsenen-Ego-State mit diesem Familienmitglied klären, welchen guten Grund es für die Weigerung gibt. Dies bedarf manchmal auch einer entschiedenen Auseinandersetzung mit diesem Familienmitglied. Sollte auch dann keine Rückgabe möglich sein, kann die übernommene Trauer an einem anderen Ort abgelegt werden, an dem die Trauer der Familie und der Familienmitglieder einen guten und gewürdigten Platz findet.

- *Heilsamer Entwicklungsort:* Der Kind-Ego-State wird nun an seinen heilsamen Entwicklungsort gebracht, an dem er sich ohne die Belastung der übernommenen Trauer frei entwickeln kann. Der Erwachsenen-Ego-State beziehungsweise die Klientin schaut der sich nun selbst entfaltenden Entwicklung des Kind-Ego-States zu und freut sich daran. Dann kann der sich entfaltende Kind-Ego-State in den Körper integriert werden, damit er sich dort noch weiterentwickeln kann.
- *Utilisierung für die Lösung des Symptoms:* Die Klientin wird gebeten, darauf zu achten, wie sich die Rückgabe der übernommenen Trauer auf ihr eingebrachtes Symptom und ihr allgemeines Lebensgefühl auswirken wird. Der hier dargestellte Prozess kann durch die Anregung, den Familienmitgliedern einen Brief zur Rückgabe der übernommenen Trauer zu schreiben, verstärkt und verankert werden.

7.3 Das Nachbetrauern des sekundären Verlustes der Eltern und der verlorenen Vollständigkeit der Familie

Das Fallbeispiel 11, »Der im Bett liegende Vater und die zu Eis erstarrte Mutter«, zeigt deutlich, dass der Kind-Ego-State massiv unter der emotionalen Abwesenheit der Eltern leidet. Dem Kind-Ego-State fehlen nicht nur die Eltern als Personen, sondern wesentliche Aspekte der elterlichen Stärkung, Stützung, emotionalen Nähe, Versorgung, aber auch der Anregung und Stimulation für die psychische Entwicklung.

Nach der nachholenden Trauer- und Beziehungsarbeit, bezogen auf den verstorbenen Bruder, ist nun auch eine nachholende Trauer- und Beziehungsarbeit im Blick auf die fehlenden Eltern und die eingeschränkte Entwicklung des Kind-Ego-States der Klientin nötig. Zunächst wird im Gespräch mit der Klientin reflektiert, wie dem Mädchen damals die Eltern und deren Elternschaft gefehlt haben und welche Auswirkung dies auf ihre Entwicklung bis zu heute hatte.

Der eigentliche Klärungsprozess mit den Ego-States der sekundär verlorenen Eltern-Ego-States gleicht weitgehend der im vorigen Abschnitt beschriebenen Rückgabearbeit:

- *Vorbereitung der Arbeit an den sekundären Verlusten:* Dem Kind-Ego-State wird erklärt, dass er mit dem Tod des nahen Angehörigen emotional auch seine Eltern, sein Geschwister oder seine Großeltern verloren hat und dass er damit auch vieles an Nähe oder Unterstützung, die ein Kind braucht, nicht erhalten hat. Es wird auch gesehen, dass der Kind-Ego-State seine vollständige Familie verloren hat und in einer unvollständigen Familie groß werden musste. Die Trauer des Kind-Ego-States über die verschiedenen Aspekte der sekundären Trauer wird erlaubt und anerkannt.
- *Arbeit auf der inneren Bühne mit den sekundär verlorenen Familienmitgliedern:* Zunächst wird die innere Bühne mit Ego-States der sekundär verlorenen Familienmitglieder imaginiert. Dann geht der Erwachsenen-Ego-State mit dem Kind-Ego-State auf die innere Bühne und tritt den Ego-States der sekundär verlorenen Familienmitglieder gegenüber und benennt den sekundären Verlust und die eigene Trauer darüber. Für das Fallbeispiel 11 wird folgende Instruktion gegeben: »Die erwachsene Frau steht jetzt neben dir und unterstützt dich. Sage deinem Papa und deiner Mama Folgendes: ›Ihr habt mir als Eltern so gefehlt. Ihr wart in eurer Trauer nicht für mich da. Und darüber bin ich sehr traurig.‹ – Achte darauf, wie dein Vater und deine Mutter reagieren.« In aller Regel bedauern die Ego-States der sekundär verlorenen Familienmitglieder ihre emotionale Abwesenheit und umarmen dann den Kind-Ego-State. Diese spontane Nachbeelterung wird dann wie folgt unterstützt: »Höre genau, wie sich dein Papa und deine Mama bei dir entschuldigen. – Spüre gut, wenn sie dich jetzt umarmen. Lass nun deine Trauer darüber, dass sie dir so sehr gefehlt haben, fließen. Und dann nimm ihre Nähe über deinen Körper zu dir nach innen.«

Beachte!

Manchmal zeigt sich beim Kind-Ego-State auch Wut über die emotionale Abwesenheit der wichtigen Bezugspersonen. Sie wird dann ebenfalls gegenüber den Ego-States der sekundär verlorenen Bezugspersonen eingebracht. Dafür braucht der Kind-Ego-State die klare Unterstützung durch den Erwachsenen-Ego-State des Klienten. Dies ist besonders auch dann nötig, wenn die damals nach dem Verlust abwesenden Bezugspersonen sehr massiv oder auch fahrlässig das Kind oder den Jugendlichen vernachlässigt haben. Hier braucht es dann eine klare Konfrontation durch den Erwachsenen-Ego-State des Betroffenen.

Diese nachholende Trauerarbeit im Blick auf die sekundären Verluste kann auch damit abgeschlossen werden, dass der trauernde Kind-Ego-State noch einmal vom Erwachsenen-Ego-State der Klientin nachbeeltert wird. Dann wird er an seinen heilsamen Entwicklungsort begleitet, an dem er weitere Schritte in seiner Entwicklung erleben kann.

7.4 Nachholende Familientherapie an den Strukturen der zurückbleibenden Familie

Ich greife noch einmal das Fallbeispiel 3, »Das frühe Fehlen des Vaters«, auf, weil sich hier zeigen lässt, wie massiv sich die Familienstruktur nach dem Tod des Vaters für den einjährigen Jungen verändert hat. Er bleibt in einer Kleinstfamilie von verwaistem Sohn und verwitweter Mutter zurück. Nach der nachholenden Trauer- und Beziehungsarbeit des Kind-Ego-States – in der Beziehung zur schmerzlichen Realität des sehr frühen Verlustes und in der Beziehung zum Ego-State des Vaters – wurde therapeutisch intensiv an der Struktur der bleibenden Kleinstfamilie gearbeitet. Die Mutter hatte den Jungen sehr rasch nach dem Tod ihres Ehemannes als Trost und Ersatz besetzt. Sie hatte nach dem Tod ihres Mannes nie mehr eine Beziehung zu einem anderen Mann. Zunehmend hatte der früh verwaiste Junge dann aktiv seine Mutter getröstet und aus eigenem Verantwortungsgefühl heraus die männliche Position und Verantwortung übernommen. In der intensiven nachholenden Familientherapie wurde die symbiotische Bindung des Kind-Ego-States an den Ego-State der Mutter gelöst und die übernommene und selbst entwickelte Verantwortung an den Ego-State der Mutter zurückgegeben.

Durch einen frühen Verlust in der Kernfamilie, insbesondere beim Tod eines Eltern- oder Geschwisterteils, verändert sich das Familiensystem in seiner Struktur grundlegend (vgl. Rechenberg-Winter u. Fischinger 2010). Im Rahmen dieses Buches können nun nicht alle systemische Veränderungen bei einem durch einen schweren Verlust betroffenen Familiensystem beschrieben werden.

Hier seien nur die schwierigsten Veränderungen und die daraus oft folgende destruktive Familienstruktur für das Kind oder den Jugendlichen benannt:

- Das zurückbleibende Kind oder der zurückbleibende Jugendliche bleibt wie das ganze Familiensystem dauerhaft im Schatten des verstorbenen Familienmitgliedes, weil der Ego-State des Verstorbenen vom Familiensystem übermäßig präsent gehalten wird und er so den ganzen Raum des Familiensystems einnimmt. So steht beispielsweise der Ego-State des Verstorbenen bei allen familiären Ritualen und Festen über lange Zeit im Zentrum der verbleibenden Familie.
- Das gesamte Familiensystem bleibt im Schatten einer übermächtigen Trauer, sodass das Kind über die Familie an die gemeinsame Familientrauer gebunden ist. Die gemeinsame Trauer im Familiensystem wird so zu einem mächtigen und bindenden Familienmitglied. Später hat es das Kind oder der Jugendliche schwer, sich von der Familie und damit von der Familientrauer abzulösen und in eine eigene Entwicklung einzutreten. Hier geht es darum, dass sich der Kind-Ego-State vom in der Trauer verbleibenden Familiensystem verabschiedet.
- Das zurückbleibende Kind oder der zurückbleibende Jugendliche wird vom Familiensystem in die entstandene Leerstelle, die der Verstorbene hinterlässt, gedrängt. Das zurückbleibende Kind muss für das Familiensystem den Verstorbenen ersetzen. So wird beispielsweise die zwei Monate alte Schwester beim Tod des fünfjährigen Bruders in Jungenkleider gesteckt und zu einem kleinen Ersatzjungen für den verstorbenen Bruder erzogen. Nicht selten aber geht das zurückbleibende Kind oder der zurückbleibende Jugendliche aufgrund der identifikatorischen Trauer und der Schuldgefühle selbst in die Leerstelle und ersetzt so den Verstorbenen.

- Das zurückbleibende Kind oder der zurückbleibende Jugendliche muss die dem Verstorbenen zugedachte Aufgabe und Position übernehmen. So soll beispielsweise der deutlich jüngere Sohn für den verstorbenen älteren Bruder dessen Rolle als Firmennachfolger des Vaters übernehmen, obwohl das nie seine eigene Absicht gewesen war. Er übernimmt dann diese Aufgabe mit einer starken Ambivalenz und scheitert mit der Firma.
- Das zurückbleibende Kind oder der zurückbleibende Jugendliche muss insbesondere beim Tod eines Elternteils häufig für den Vater die Partnerinnenrolle, für die Mutter die Partnerrolle übernehmen. Es kommt also zu einer klassischen Parentifizierung und einer Vertauschung der Ebenen in der familiären Hierarchie, und der Kind-Ego-State muss eine elterliche Funktion für ein Familienmitglied einnehmen.
- Das zurückbleibende Kind oder der zurückbleibende Jugendliche wird zum heimlichen Familienoberhaupt, weil der zurückbleibende Elternteil nicht die Verantwortung für die Familie übernimmt. Hier kommt der Kind-Ego-State in eine elterliche Rolle für das ganze verbleibende Familiensystem.

Die nachholende Familientherapie mit dem verbleibenden Familiensystem hat zum Ziel, den Kind-Ego-State aus den ihn überfordernden, einengenden oder blockierenden Positionen und Funktionen im verbleibenden Familiensystem zu befreien und eine gute Ablösung zu ermöglichen. Es wird anerkannt, dass ein schwerer Verlust die Familie zwangsweise verändern musste. Es wird aber auch festgehalten, dass dies aber nicht unbedingt die Familienstruktur dysfunktional werden lassen musste. Die nachholende Therapie der veränderten Struktur der Familie lässt sich mit den verschiedensten bekannten Methoden der Familientherapie durchführen. Im Rahmen dieses Buches deute ich deshalb nur ganz knapp die verschiedenen therapeutischen Möglichkeiten an:

- *Imaginative Familienaufstellung auf der inneren Bühne:* Der Erwachsenen-Ego-State setzt sich in die Zuschauerreihe und lässt auf der inneren Bühne die Familie nach dem Verlust imaginativ entstehen. Dabei nimmt der Kind-Ego-State den Platz ein, den das Familiensystem bestimmt und er selbst eingenommen hat. Dabei werden auch der Ego-State des Verstorbenen und die

Trauer als eigene Gestalt imaginativ aufgestellt. Dann wird wie bei einer normalen Familienaufstellung nach Veränderungsimpulsen gefragt mit dem Ziel, eine aus dem Unbewussten erfolgende Transformation der Familienstruktur und damit der Position des Kind-Ego-States anzuregen. Man kann auch den Erwachsenen-Ego-State anleiten, auf die Bühne zu gehen und die Aufstellung so zu verändern, dass die erwachsenen Familienmitglieder in eine verantwortliche Position kommen und der Kind-Ego-State aus seiner meist überverantwortlichen Position befreit wird und er eine kindgemäße Position erhält. Die vom Kind-Ego-State übernommenen oder selbst gestellten familiären Aufträge können nun explizit in einem Ritual zurückgegeben und so gelöst werden. Dann wird der Kind-Ego-State angeleitet, die transformierte Familienstruktur anzuschauen und vor allem seine eigene kindgemäße Position zu spüren und beides wirken zu lassen. Nun kann er sich auf eine gute Weise im veränderten Familiensystem nachentwickeln und sich schließlich als jugendlicher Kind-Ego-State von der Familie ablösen.

- *Transformation der Familienstruktur über die Arbeit am Genogramm, über das Familienbrett oder über eine Familienaufstellung mit Bodenankern:* Die eben beschriebe Therapie der zurückbleibenden Trauerfamilie kann auch als Genogrammarbeit am Flipchart, auf dem Familienbrett oder mit einer Aufstellungsarbeit, bei der für die Familienmitglieder mit ihren Namen beschriftete Blätter auf den Boden ausgelegt werden, durchgeführt werden.

Mit der Rückgabe der systemischen Trauer, mit dem nachholenden Betrauern des sekundären Verlustes der Eltern und mit der Transformation der Familienstruktur ist die Arbeit am durch den Verlust veränderten Familiensystem abgeschlossen.

8 Nachholende Entwicklung der Kind-Ego-States und Lösung der aktuellen Symptomatik

Bevor wir uns der Arbeit an der weiteren Entwicklung des Kind-Ego-States ins Leben hinein widmen, müssen wir uns noch einmal der Realisierungsarbeit, also der direkten Arbeit mit dem Verlust und der Trauer, und der Beziehungsarbeit, also der Arbeit an der Beziehung zwischen Ego-State des Verstorbenen und Kind-Ego-State, zuwenden. Beide Prozessstränge sollen nun zu ihrem Ziel, das eine gelingende Trauer- und Beziehungsarbeit kennzeichnet, geführt werden.

8.1 Transformation der Trauer und Abschied von der Trauer

Bei der Realisierungsarbeit wurden die Klientin und ihr trauernder Kind-Ego-State immer wieder eingeladen, in diesem Prozess die Trauer in Fluss und ins Abfließen kommen zu lassen. Von daher ist durch die Realisierungsarbeit schon ein Großteil der Trauer abgeflossen. Dennoch bedarf es nun auch eines bewusst gestalteten Abschiedes von der Trauer, weil die Trauer, hypnosystemisch verstanden, selbst zu einer begleitenden Gestalt geworden ist, zu der der trauernde Kind-Ego-State eine eigene und damit besondere Beziehung entwickelt hat. Diese Beziehung zur Trauer darf nun nicht einfach getrennt oder abgeschnitten werden darf, sondern muss wieder über eine Transformation in eine neue Beziehung überführt werden.

Der Kind-Ego-State kann mit Unterstützung des Erwachsenen-Ego-States nun zwei Prozesse vornehmen:

- *Imaginative Transformation der Trauer hin zu einer bleibenden Wehmut:* Der Erwachsenen-Ego-State und der Kind-Ego-State werden gebeten, aus dem Abstand heraus auf die innere Bühne zu schauen und dort die Trauer des Kind-Ego-States als Gestalt oder als Symbol zu imaginieren. Zunächst soll dort die Trauergestalt oder das Trauersymbol aus der Anfangszeit des Verlustes auftauchen, dann soll zugeschaut werden, wie sich die Gestalt oder das Symbol über die Zeit hinweg bis heute entwickelt hat. Am Beginn der Trauerzeit war für den Kind-Ego-State die

Trauergestalt etwa wie eine große, dunkle Schattenperson, jetzt ist sie ein kleiner Zwerg. Anfangs war die Trauer vielleicht wie großer, schwarzer Steinblock, jetzt ist sie vielleicht ein kleiner, dunkler Edelstein. Nun gehen Erwachsenen-Ego-State und Kind-Ego-State auf die Bühne und nehmen die transformierte Trauergestalt als zukünftige Begleiterin an die Seite. So kann beispielsweise das veränderte Trauersymbol des kleinen, dunklen Edelsteines in die Hosentasche des Kind-Ego-State genommen werden. Vielleicht aber steht auch ein Abschied von der Gestalt der Trauer an, wie es im nächsten Abschnitt gezeigt wird.

Beachte!

Bei einem schweren Verlust – wie einem früher Verlust in der Kindheit und Jugend – wird die Trauer nie ganz gelöst, sondern transformiert sich in eine bleibende Wehmut oder Sehnsucht. Diese bleibende Wehmut wird von den Trauernden auch bewusst erhalten, weil sie immer auch an den Verstorbenen und seinen bleibenden besonderen Wert für den Hinterbliebenen erinnert. Sie wird zu einem bleibenden freundlichen Erinnerungsimpuls, der immer wieder unwillkürlich in wichtigen Situationen auftaucht.

- *Imaginative Verabschiedung der Trauer:* Die Trauer kann auch in Form einer Gestalt verabschiedet werden, allerdings so, dass diese Gestalt manchmal wiederkommen darf, um an den Verstorbenen und an das schwere Leid des Kind-Ego-States zu erinnern. Das Erwachsenen-Ich der Klientin und ihr Kind-Ego-State werden gebeten, auf der inneren Bühne der veränderten Person der Trauer gegenüberzutreten, ihr zu danken und sie dann gehen zu lassen. Dabei wird der Trauergestalt die Zusage gegeben, dass sie wiederkommen darf, wenn sie es aus guten Gründen für nötig hält. Eine andere Möglichkeit besteht darin, dass der Erwachsenen-Ego-State und der Kind-Ego-State imaginativ auf einen Berg gehen. Noch ist der Blick vom Berg in die Weite durch die Wolken der Trauer behindert. Doch allmählich ziehen die Trauerwolken ab. Der Erwachsenen-Ego-State und der Kind-Ego-State winken den abziehenden Wolken nach und verabschieden sich von ihnen. Dabei wissen Sie, dass manchmal – in seltenen Fällen – nochmals eine Wolke aufziehen wird. Das ist für beide in Ordnung und hat jeweils immer einen Sinn.

Damit ist die nachholende Trauerarbeit im engeren Sinne als Arbeit an Verlust und Schmerz und Trauer abgeschlossen. Bei den Klienten bleibt eine transformierte Trauer als Wehmut und als Sehnsucht nach dem Verstorbenen.

8.2 Von der gebundenen zur verbundenen Beziehung zu den Ego-States des Verstorbenen

Wurde in der bisherigen Beziehungsarbeit zwischen den Ego-States des Verstorbenen und den Kind-Ego-States an einer sicheren und geklärten Beziehung gearbeitet, so braucht es jetzt noch einen weiteren öffnenden Prozess. Das Ziel besteht darin, die anfangs oft symbiotisch nahe, über die Wut oder Schuldgefühle gebundene Beziehung des Kind-Ego-States zum Ego-State des Verstorbenen in eine leichte, heitere, gelassene Beziehung zu transformieren. Über die Klärungen von ungelösten Beziehungsthemen und durch die Transformation der identifikatorischen Trauer wurden hierfür schon wichtige Vorarbeiten geleistet. Nun wird der Kind-Ego-State mit Unterstützung durch den Erwachsenen-Ego-State eingeladen, eine freie und gelassene Form der Beziehung zum Ego-State des Verstorbenen zu finden. Dies kann wieder mit der bekannten Beelterungsarbeit oder in der Begegnungsarbeit auf der inneren Bühne geleistet werden. Dabei sind folgende weiter gehende, nun frei verbundene Beziehungen zwischen dem Ego-State des Verstorbenen und dem Kind-Ego-State möglich:

- *Ego-State des Verstorbenen als naher Begleiter:* Der Ego-State des Verstorbenen wird gebeten, im Herzen oder im Gedenken des Kind-Ego-States und des Erwachsenen zum nahen Begleiter, oft auch zum Berater zu werden. Hier kann zu einer Imagination eingeladen werden, in der der Kind-Ego-State ins Leben geht und neben ihm der Ego-State des Verstorbenen ein Stück mitgeht, aber dann auch das Kind alleine mit seinem Zuspruch gehen lässt.
- *Ego-State des Verstorbenen als ferner Begleiter:* Hier wird der Ego-State des Verstorbenen eingeladen, den Kind-Ego-State von ferne durch seinen freundlichen Blick und sein Lächeln beispielsweise vom Regenbogen oder vom Himmel herab zu ermutigen. Dies kann in einer Imagination, in der der Verstorbene vom Regenbogen herunterwinkt, realisiert werden. In dieser

Begleitung von der Ferne ist eine größere Autonomie des Kind-Ego-States möglich.

- *Ego-State des Verstorbenen als Gestalt im Hintergrund:* Der Ego-State des Verstorbenen wirkt im Hintergrund zum Beispiel als Kraft- oder Energiequelle. Der Kind-Ego-State erhält die Erlaubnis, den Verstorbenen zeitweise auch zu vergessen und sich ganz auf das eigene Leben zu konzentrieren. Der Kind-Ego-State braucht dann nur in schwierigen Krisensituationen die Beziehung zum Ego-State des Verstorbenen zu aktualisieren.

Beachte!

Die Arbeit an einer freien, gelassenen Beziehung kann im Kind-Ego-State und in der Klientin Widerstand hervorrufen, weil beide dies als Gefährdung der Beziehung empfinden können. Hier braucht es die Zusicherung, dass die Beziehung und die Liebe ganz sicher bleiben werden. Zugleich wird erklärt, dass eine freie, gelassene Beziehung auch einen Zugewinn für den Ego-State des Verstorbenen und für den Kind-Ego-State darstellt. In einer gelassenen, freien Beziehung kann die Liebe selbst frei, leicht und heiter sein.

- *Ego-State des Verstorbenen als Symbol:* Das konkrete Bild vom Ego-State des Verstorbenen wird in ein Symbol transformiert. So ist der verstorbene Vater etwa ein leuchtender Stern am Himmel. Für den Kind-Ego-State ist ein verstorbenes Geschwister häufig symbolisiert in einem Engel oder Schmetterling. Die personale Beziehung zwischen Ego-State des Verstorbenen und dem Kind-Ego-State wird hier also in eine symbolisierte Beziehung transformiert, was in der Regel eine freie, heitere Verbundenheit ermöglicht.

Bei der Arbeit an diesen beschriebenen Beziehungsmöglichkeiten zwischen Ego-State des Verstorbenen und Kind-Ego-State wird betont, dass eine freie, heitere Beziehung einerseits sicher bleibt, aber andererseits zugleich der Liebe Raum und Energie gibt. In aller Regel ist dies auch für die Klienten selbst eine einladende Option für ihre innere Beziehung zum Verstorbenen. Diese innere, freie und gelassene Beziehung ist nun bleibender Teil im Leben nach der nachholenden Trauer- und Beziehungsarbeit.

8.3 Lebensorientierte und lebensblockierende Kind-Ego-States nach der Verlustsituation

Nachdem wir nun die nachholende Realisierungsarbeit, die nachholende Beziehungsarbeit und die Arbeit am zurückbleibenden Familiensystem dargestellt haben, kommen wir zum vierten Einladungshorizont der hypnosystemischen Trauer- und Beziehungsarbeit. Hier werden nun die Kind-Ego-States befähigt, ihre gebremste, bisweilen eingefrorene oder blockierte Entwicklung nachzuholen und damit das eigene Leben auf neue Weise zu finden. Natürlich verändert sich durch die beschriebene Realisierungs- und Beziehungsarbeit schon sehr vieles in den Kind-Ego-States selbst und in ihrer Beziehung zum Ego-State des Verstorbenen. So kann sich durch das Abfließen der Trauer die Schwere im trauernden Kind-Ego-State lösen. Durch die Klärungsarbeit und die Transformation der identifikatorischen Trauer kann sich die bremsende Gebundenheit des Kind-Ego-States an den Verstorbenen lösen und damit eigene Energie im Kind-Ego-State freisetzen. Dies zeigt sich während der Behandlung auch schon darin, dass sich ein Teil der aktuellen Symptomatik, mit der der Klient die Beratung oder Therapie aufsuchte, verändert. So wird zum Beispiel bei einer depressiven Symptomatik eine belebende Erleichterung erfahren. Bei einem Bindungsthema kann das klammernde Bindungsverhalten in einer Paarbeziehung immer wieder gelockert werden.

Dennoch braucht es noch einmal eine gezielte Arbeit, damit der Kind-Ego-State nun in eine freie Nachentwicklung gehen und eine freie Beziehung zum Leben finden kann. Diese spezifische Arbeit am Leben nach einem frühen schweren Verlust ist nötig, weil sich eigene Kind-Ego-States in Bezug auf das Leben nach dem Verlust gebildet haben. Diese auf das Leben nach dem Verlust bezogene Kind-Ego-States haben ihrerseits verschiedene auf das Leben bezogene Skripte entwickelt, zumal auch das verbleibende Familiensystem in seinem Umgang mit dem Verlust das Kind oder den Jugendlichen in seinem weitergehenden Leben massiv prägt.

In der Beziehung zur eigenen Entwicklung und zum Leben sind nun folgende Kind-Ego-States häufig anzutreffen:

- *Lebens- und entwicklungsorientierter Kind-Ego-State:* Trotz eines schweren Verlustes gibt es immer auch lebens- und entwicklungsorientierte Kind-Ego-States. Diese Kind-Ego-States sind im neuro- und evolutionsbiologisch angelegten Lebenstrieb und im Wachstumsbedürfnis eines Organismus verankert. Diese Ego-States suchen also die Entwicklung, auch wenn sie von den nun im Folgenden beschriebenen Kind-Ego-States gebremst oder in den Hintergrund gedrängt werden. Die lebens- und entwicklungsorientierten Kind-Ego-States lassen sich in der Trance auffinden und imaginieren.

- *Vermeidender und verweigernder Kind-Ego-State:* Dieser Kind-Ego-State hat sich oft in den Schmerz oder in die Trauer zurückgezogen. Er vermeidet oder verweigert das Leben, das aus seiner Sicht nach dem Tod des lieben Angehörigen keinen Sinn, schon gar keine Freude bereithält. Dieser Ego-State nimmt sich selbst aus dem Leben und reduziert seine Lebendigkeit. Das Leben wird sozusagen auf Sparflamme gelebt, sodass das weitere Leben vorwiegend ein Überleben darstellt.
- *Ängstlicher Kind-Ego-State:* Dieser Kind-Ego-State befürchtet, dass sich die einmal erlebte Lebenskatastrophe wiederholen könnte. Er vermeidet das Leben aus einer Übervorsichtigkeit und Ängstlichkeit heraus. Häufig vermitteln auch die verbleibenden Familienmitglieder eine ängstliche Haltung durch ein überbeschützendes Verhalten. Besonders Eltern, deren Kind gestorben ist, leben häufig in einer großen Angst, dass auch das verbleibenden Geschwister verunglücken oder sterben könnte. Häufig zeigt sich der ängstliche Kind-Ego-State nach außen als angepasster Kind-Ego-State, der es den anderen recht machen will und sich an anderen, nicht an den eigenen Lebensbedürfnissen orientiert.
- *Verantwortlicher Kind-Ego-State:* Alle Kinder und Jugendlichen, die den frühen Verlust eines nahen Angehörigen erleben, müssen früh erwachsen werden, weil sie sich mit einer unzeitigen Erfahrung auseinandersetzen müssen, die eigentlich ihre kindlichen und jugendlichen Fähigkeiten überfordert. Deshalb müssen sie früh erwachsene Fähigkeiten entwickeln oder übernehmen, um zunächst das eigene psychische Überleben zu sichern. Zudem entwickeln sie eine hohe Verantwortlichkeit für das verbleibende Familiensystem und die verbleibenden Familienmitglieder. Besonders Mädchen entwickeln in einer Verlustsituation diesen Ego-State als einen leistungsorientierten Kind-Ego-State. Die Übernahme von Verantwortung ist

zugleich eine Strategie, die eigene Trauer und den eigenen Schmerz in den Griff zu bekommen und in den Hintergrund zu drängen. Oft fühlt sich der verantwortliche Kind-Ego-State auch in der Pflicht des Verstorbenen, in dessen Auftrag er glaubt, die zurückbleibenden Familienmitglieder trösten zu müssen. Der verantwortliche Kind-Ego-State sieht das Leben als ein Leben für andere und stellt das eigene Leben zurück.

- *Agierender Kind-Ego-State:* Dieser Kind-Ego-State sucht verzweifelt das Leben und erprobt vieles, um gegen die Trauer in den Kontakt mit dem Leben zu kommen. Besonders Jungen entwickeln häufig riskante Verhaltensweisen, mit denen das Leben intensiv gespürt werden soll. Dabei wird einerseits der Tod kontraphobisch gemieden, andererseits wird seine Nähe unbewusst doch im riskanten Verhalten gesucht. Dieser Kind-Ego-State will besonders beim Verlust eines Geschwisters das Leben dieses verstorbenen Geschwisters mit dem eigenen Leben weiterführen. Er will das Leben doppelt so intensiv, doppelt so schnell, aber eben oft auch doppelt so gefährlich leben. Menschen mit diesem Kind-Ego-State kommen selten zur Beratung oder Therapie, allenfalls wenn das Agieren dieses Kind-Ego-States in ein Burn-out oder in eine Sucht führt.
- *Bitter-wütender Kind-Ego-State:* Dieser Kind-Ego-State richtet die Wut gegen den Tod nun gegen das Leben selbst und wird so ein das Leben verneinender Kind-Ego-State. Diese trotzige Form der Verbitterung richtet sich gegen das Leben, das abgelehnt, abgewehrt und abgewertet wird. Nicht selten will dieser Kind-Ego-State den Tod des nahen Angehörigen am Leben rächen. Besonders Jungen entwickeln diesen bitter-wütenden Kind-Ego-State, hinter dem freilich nicht selten ein durch den Tod des Angehörigen tief verletzter Kind-Ego-State steht. Gerade Jungen erleben den Tod eines nahen Angehörigen auch als einen verletzenden Angriff auf sie selbst, gegen den sie sich wütend wehren müssen und den sie rächen wollen.

Natürlich sind noch weitere Kind-Ego-States möglich, die sich nach einem Verlust im Blick auf die eigentlich anstehende Entwicklung und das Leben herausbilden können. Diese Ego-States treten im Verlaufe der nachholenden Trauerarbeit dann deutlicher in den Vordergrund, wenn die Realisierungs- und Beziehungsarbeit geleistet wurde. Jetzt nämlich stehen die Schritte der Kind-Ego-States in eine eigene, bisher vermiedene oder blockierte Entwicklung an. Nun zeigt sich, ob und wie diese Schritte getan werden können oder eben auch nicht. Die lebensvermeidenden bis zu den bitter-wütenden Kind-Ego-States sind Ausdruck der schmerzlichen Verlusterfahrung, vor der diese Kind-Ego-States sich zugleich schützen. Sie schützen aber auch die Loyalität zum Verstorbenen, da diese Kind-Ego-States den Schritt ins Leben und in die eigene Entwicklung häufig als Verrat auffassen. Erst die Transformation der Loyalität gegenüber dem Ego-State des Verstorbenen und dessen ausdrückliche Ermutigung, das Leben zu leben, ermöglichen es den lebenseinschränkenden Kind-Ego-States, in ihre Entwicklung und damit in ein kindgemäßes Leben zu gehen und schließlich erwachsen zu werden.

Zugleich muss nochmals betont werden, dass es auch nach einem frühen schweren Verlust entwicklungsorientierte Kind-Ego-States gibt, die sich eine weitergehende Entwicklung wünschen und sich wenigstens zum Teil darauf einlassen. Diese Kind-Ego-States bleiben trotz des Verlustes neugierig und wachstumsorientiert. Sie vollziehen viele – wenngleich häufig deutlich eingeschränkte – normale Entwicklungsschritte eines Kindes oder Jugendlichen.

Die therapeutische Arbeit mit den das Leben bremsenden und blockierenden Kind-Ego-States vollzieht sich über die schon ausführlich beschriebenen Methoden ...:

- ... *als Beelterungsarbeit:* Der sich zeigende Kind-Ego-State, der die Entwicklung hemmt oder bremst, wird zunächst imaginiert. Der Erwachsenen-Ego-State kann ihn dann liebevoll anschauen und dessen besonderen Gefühle wahrnehmen und sie würdigen. Es wird herausgearbeitet, wozu dieser Kind-Ego-State jetzt die Entwicklung bremst oder blockiert. Speziell seine Schutzfunktion – insbesondere der Schutz der Loyalität gegenüber dem Ego-State des Verstorbenen – wird ausdrücklich gewürdigt. Zugleich aber wird der Preis benannt, der nicht nur in der Hemmung der eigenen Entwicklung liegt, sondern auch eine freie Beziehung zum Ego-State des Verstorbenen erschwert. Dann wird dem lebenshemmenden Kind-Ego-State vorgeschlagen, sich für seine eigene Entwicklung zu öffnen und zu erproben, wie sich eine eigene Entwicklung ins Leben hinein anfühlt. Dabei wird ihm zugesichert, dass eine eigene

Entwicklung keinen Verrat am Verstorbenen darstellt, sondern dass sich der Ego-State des Verstorbenen an der Entwicklung des Kind-Ego-States mitfreut.

- *... als Klärungsarbeit in der Begegnung mit dem Ego-State des Verstorbenen:* Wirksamer als die Beelterungsarbeit ist in der Regel die direkte Erlaubnis und Ermutigung zur eigenen Entwicklung durch den Ego-State des Verstorbenen. In der beschriebenen Arbeit auf der inneren Bühne geht der das Leben bremsende und blockierende Kind-Ego-State in Begleitung mit dem Erwachsenen-Ego-State in die direkte Begegnung mit dem Ego-State des Verstorbenen. Nun wird der Kind-Ego-State angeleitet, sich mit seinen Gefühlen, Skriptsätzen (vgl. unten) und inneren Blockaden gegenüber seiner Entwicklung und gegenüber dem Leben zu zeigen. So wird beispielsweise der bitter-wütende Kind-Ego-State zum folgenden Prozess gegenüber dem Ego-State des Verstorbenen eingeladen: »Sage deinem Papa: ›Ich bin so wütend über deinen Tod, dass ich nicht ins Leben gehen will. Ich will das Leben nicht haben und nicht groß werden.‹ – Achte gut darauf, wie dein verstorbener Papa reagiert. – Sage ihm nun: ›Ich will nicht ins Leben gehen, weil ich Angst habe, dich im Stich zu lassen.‹ – Achte wieder gut darauf, wie dein Papa antwortet.« In aller Regel umarmt der Ego-State des Verstorbenen den Kind-Ego-State, sodass sich schon dadurch die das Leben bremsende Haltung lösen kann. Diese lösende Erfahrung wird dann im Körper des Kind-Ego-States verankert. Dann spricht der Ego-State des Verstorbenen in aller Regel eine explizite Erlaubnis und Ermutigung aus, wonach der Kind-Ego-State seine Entwicklung aufnehmen und ins Leben gehen soll. Und schließlich sagt der Ego-State des Verstorbenen seine Freude über eine gelingende Entwicklung und ein gelingendes Leben zu.
- *... als nachholende Entwicklung am heilsamen Entwicklungsort:* Der bisher lebenshemmende Kind-Ego-State wird nach diesen Prozessen an den heilsamen Entwicklungsort gebracht. Dabei wird das Unbewusste gebeten, für den Kind-Ego-State einen Ort zur Verfügung zu stellen, der entwicklungsfördernd Kräfte und Energien bereithält. Dort kann sich der begonnene Heilungsprozess fortsetzen, und die nachholende Entwicklung kann nun beginnen. Der Erwachsenen-Ego-State wird gebeten, die Entwicklung des Kind-Ego-States aufmerksam und liebevoll wahrzunehmen.

Dieser Prozess kann damit abgeschlossen werden, dass der nun sich entwickelnde Kind-Ego-State im Körper des Klienten verortet wird. Der Klient wird gebeten, immer wieder wahrzunehmen, wie sich der Kind-Ego-State weiterentwickelt und wie sich dies auf die eigene Lebendigkeit auswirken wird.

8.4 Die lebensblockierenden Skripte und ihre Veränderung

Die beschriebenen lebenshemmenden Kind-Ego-States sind immer verbunden mit Skripten, die sich bremsend oder blockierend auf das Leben nach dem Verlust beziehen. Solche Skripte bestehen zunächst aus einer Bewertung des Lebens, die der Kind-Ego-State direkt aus der Verlust- und Trauererfahrung mithilfe seines magischen Denkens ableitet. Ferner leitet der Kind-Ego-State daraus eine meist einengende, blockierende Schlussfolgerung ab, wie er sich dem Leben gegenüber verhalten soll.

Solche lebenshemmenden Skriptsätze lassen sich zunächst im Gespräch herausarbeiten, indem man mit dem Klienten den Verlauf des bisherigen Lebens nach dem frühen Verlust genauer analysiert. Hier zeigt sich häufig das Skript – wie ein roter Faden – zum Beispiel darin, dass immer wieder das Leben ängstlich vermieden oder verbittert abgelehnt wird. Eine andere Möglichkeit besteht darin, dass man in einer Tiefenentspannung oder Trance direkt den Kind-Ego-State befragt, wie er das Leben nach dem Verlust sieht und wie er das Leben nach dem Verlust leben will.

Es zeigen sich dann häufig folgende Skriptsätze, die hier passend zu den oben beschriebenen Kind-Ego-States aufgeführt werden:

- »Das Leben hat mir alles genommen, deswegen lebe ich das Leben nur halb.«
- »Das Leben ist gefährlich, auch ich könnte sterben. Deshalb bin ich vorsichtig und scheue das Leben.«
- »Das Leben ist traurig, deshalb verbiete ich mir das Leichte und Fröhliche.«
- »Das Leben ist so hart, deshalb muss ich klein beigeben und mich anpassen.«
- »Das Leben verlangt viel von mir, deshalb übernehme ich Verantwortung für andere und stelle mich ganz zurück. Das hilft auch mir.«

- »Der Tod hat mir alles genommen, deshalb nehme ich mir alles und lebe schnell und intensiv, auch wenn das gefährlich ist.«
- »Mein Bruder ist gestorben, deshalb lebe ich für ihn. Ich lebe doppelt so schnell und intensiv.«
- »Das Leben ist nur Mist, deshalb will ich es gar nicht haben.«
- »Das Leben ist feindlich, deshalb bin ich selbst misstrauisch und feindlich. Ich bin dem Leben gegenüber misstrauisch und halte es auf Abstand.«

Die Paradoxie dieser Skripte liegt darin, dass sie angesichts der Todeserfahrung das Überleben und das Leben ermöglichen sollen, dies aber langfristig behindern oder gar verhindern.

Ich möchte noch einmal darauf aufmerksam machen, dass Kinder und Jugendliche bei aller Belastung durch einen frühen Verlust auch weitgehend produktive Skripte entwickeln können und ihnen daraus Stärke erwächst. Nicht selten bestehen einengende und hilfreiche Skriptsätze nebeneinander. Hier einige Beispiele für lebensermutigende Skripte in einer Verlustsituation:

- »Auch wenn ich den Tod erlebt habe, ich will leben.«
- »Es sehr war schlimm, aber das Leben darf wieder schön werden.«
- »Auch wenn ich großes Unglück erlebt habe, darf ich heute wieder Glück erleben.«
- »Ich lasse mir das Leben nicht verderben, es ist doch mein Leben.«
- »Ich darf leben und mir das Leben aneignen.«
- »Auch wenn ich in der Trauer klein war, will ich dennoch groß werden und leben.«

Diese gelungenen Skripte und Schlussfolgerungen sind meist aus einem Trotz gegenüber dem Tod und dem Schicksal heraus entwickelt und gewinnen dadurch eine eigene Kraft, sofern der Trotz nicht in die Verweigerung, sondern ins Leben führt. Diese Skriptsätze können auch zum Modell für die Veränderung destruktiver Skripte hin zu produktiven, dem Leben zugewandten Skripten werden.

Die Veränderung lebensblockierender Skripte ist wie die eben beschriebene Arbeit mit den Kind-Ego-States wieder über die schon bekannten methodischen Zugänge möglich, nämlich ...:

- *... als Beelterungsarbeit:* Der Erwachsenen-Ego-State geht mit dem Kind-Ego-State zum heilsamen Entwicklungsort und erklärt ihm, was ein Lebensskript ist, wie es entstanden ist, wie es damals Sinn stiftete und wie es heute Probleme bereitet. Dabei wird ausdrücklich der Überlebenssinn eines Skriptes benannt und gewürdigt. Dann wird dem Kind-Ego-State erlaubt und vorgeschlagen, den bisherigen Skriptsatz zu verändern. Dabei wird ihm zugesichert, dass dies die Loyalität zum Verstorbenen nicht gefährdet. Dann kann mit Unterstützung des Erwachsenen-Ego-States eine transformierte, dem Leben dienliche Lebensüberschrift erarbeitet und gefunden werden.
- *... als Klärungsarbeit auf der inneren Bühne:* Wie bei anderen zu klärenden Themen wird die Skriptformulierung vom Kind-Ego-State in die Begegnung mit dem Ego-State des Verstorbenen eingebracht. Der Kind-Ego-State formuliert dann gegenüber dem Ego-State des Verstorbenen beispielsweise: »Dein Tod hat mir das Leben so schwer gemacht, deshalb dachte ich und denke ich immer noch: ›Das Leben ohne dich ist so schwer, deshalb verbiete ich mir das Schöne im Leben.‹« In aller Regel kommt vom Ego-State des Verstorbenen die Botschaft, dass das einengende Skript nicht mehr nötig ist und gelöst werden kann. Häufig kommt sehr direkt die Aufforderung, das Leben wieder intensiv und glücklich zu leben. Der Ego-State des Verstorbenen ratifiziert diese Erlaubnis und Ermutigung häufig mit einer Umarmung oder einer anderen unterstützenden Geste. Der Kind-Ego-State wird aufgefordert, diese neue Ermutigung zum Leben in den Körper zu nehmen und zu verankern.

In einem abschließenden Schritt werden die in diesen Prozessen neu entstehenden Ideen mithilfe der Therapeutin als nun heute hilfreiche, schlüssige Lebensüberschriften ausformuliert. Diese Transformation des Skriptes enthält zunächst eine Würdigung der Schwere des Verlustes. In der Weiterführung werden dem Kind-Ego-State das eigene Leben und die eigene Lebendigkeit ausdrücklich zugesprochen. Das dritte Element einer neu formulierten Lebensüberschrift ist die Mitfreude des Ego-States des Verstorbenen.

So hat ein transformiertes Skript als neue Lebensüberschrift folgende Struktur:

»Ja, der Tod von Mama war schlimm, und dennoch darf es dir wieder gut gehen. Sie würde sich darüber freuen.« Oder »Ja, das Leben war schwer nach dem Tod deines Bruders, und dennoch darf es jetzt wieder leicht werden. Dein Bruder wird sich daran mit dir freuen.«

Der Kind-Ego-State wird gebeten, diese neue Lebensüberschrift wörtlich zu formulieren und im Körper zu spüren. Zudem wird die Klientin gebeten, aus dem Unbewussten für die neue Lebensüberschrift ein Symbol entstehen zu lassen. Der Abschluss dieser Skripttransformation wird wieder gestaltet ...

- *... als nachholende Entwicklung am heilsamen Entwicklungsort:* An diesem Ort kann nun der Kind-Ego-State die Lebensüberschriften erproben und spüren, welche Gefühle von Neugier und Energie durch sie ermöglicht werden. Später können die neuen Lebensüberschrift als Ressource in den sich nun öffnenden Entwicklungsweg mitgenommen werden (vgl. unten).

Schließlich wird – wie immer wieder beschrieben – der Klient gebeten, die Auswirkungen dieser Skripttransformation auf seine aktuelle Thematik achtsam wahrzunehmen.

8.5 Begleitung des Kind-Ego-States in die Weiterentwicklung und in das Leben

Nachdem wir die Transformation der Trauer und den Abschied von ihr, die Transformation der gebundenen zu einer freien Beziehung zum Ego-State des Verstorbenen und die Transformation der lebensblockierenden Kind-Ego-States und ihrer lebenshemmenden Skripte durchgeführt haben, braucht der nun entwicklungsbereite Kind-Ego-State eine Begleitung in die nachholende Entwicklung und ins Leben hinein. Dieser Prozess hat zum Teil schon in der bisherigen therapeutischen Arbeit parallel immer wieder stattgefunden. Deshalb ist diese Phase in der Regel auf ein bis zwei Sitzungen beschränkt.

Für den Kind-Ego-State sind das bisher vermiedene Leben und die psychische Entwicklung einerseits verlockend, andererseits macht dieses unbekanntes Terrain aber auch Angst. Deshalb braucht der Kind-Ego-State nicht nur die Erlaubnis, sondern die ausdrückliche Ermutigung, den eigenen Entwicklungsweg ins Leben zu gehen. Darüber hinaus braucht er oft auch eine Anleitung dafür, wie das

Leben zu lernen und leben ist. Hier können wir mit dem bekannten Timeline arbeiten:

- *Imaginativer Blick auf die Timeline ins Leben:* In einer Imagination werden Erwachsenen-Ego-State und der entwicklungsbereite Kind-Ego-State wieder auf einen Berg eingeladen, von dem aus auf die vor dem Kind-Ego-State liegende Entwicklung als Timeline geschaut werden kann. Folgende Instruktion wird für das achtjährige Mädchen, dessen zwölfjähriger Bruder ertrunken ist (Fallbeispiel 11, »Der im Bett liegende Vater und die zu Eis erstarrte Mutter«), formuliert: »Schauen Sie zusammen mit dem achtjährigen Mädchen, das nun eine gute Beziehung zu ihrem verstorbenen Bruder hat und dessen Trauer zu einer leichten Wehmut geworden ist, auf den vor dem Mädchen liegenden Entwicklungsweg. – Ich möchte nun das Mädchen, das immer auch wachsen und groß werden will, selbst per Du ansprechen: ›Schau, welcher schöne, aufregende, manchmal auch ein bisschen Angst bereitende Weg jetzt vor dir liegt. – Schau dir das zunächst von oben an. – Da liegen vielleicht die weiterführende Schule, Freundschaften mit anderen Mädchen, die jetzt ganz leicht sein werden, und viele weitere Abschnitte deines Lebens vor dir. Schau, wie dich das verlockt, wie es dich freundlich und erwartungsvoll anschaut.‹« Die einzelnen Lebensabschnitte und Lebensaufgaben werden zunächst von oben gesehen und als verlockend und als nun leicht zu bewältigen beschrieben. Dann wird der Kind-Ego-State mit Hinweis auf die Begleitung durch den Ego-State des Verstorbenen eingeladen, in das als Timeline vor ihm liegende Leben hineinzugehen: »Nun möchte ich dich bitten – und dein Bruder begleitet dich dabei unterstützend –, vom Berg hinunter in dein Leben zu gehen. Du wirst erfahren, wie leicht das jetzt geht und wie schön es werden wird, auch wenn es noch ein bisschen aufregend ist. – Und dein Bruder wird sich mitfreuen, wenn du jetzt deinen eigenen Entwicklungsweg gehen wirst, Schritt für Schritt, den ganzen Weg. – Dabei wirst du immer größer und erwachsener, bis du dann heute der erwachsenen Frau von dir begegnen wirst. Dabei kannst du deine neue Lebensüberschrift als ermutigenden Satz mitnehmen. – Geh jetzt los, und erzähle mir, der erwachsenen Frau und deinem Bruder, wie es dir dabei geht.« In einer weiteren Sitzung wird der Kind-Ego-State auf seinem imaginativen Weg durch die wichtigsten Entwicklungsabschnitte und -aufgaben begleitet. Sollte es dabei Schwierigkeiten oder aber noch eine Blockade aus Loyalität gegenüber dem Ego-State des Verstorbenen geben, wird diese mit einer erneuten Klärungsarbeit angegangen.

Der Weg des Kind-Ego-States in seine eigene Entwicklung kann unterstützt werden, indem die Klientin einen Ermutigungsbrief an den Kind-Ego-State schreibt oder sich vorstellt, wie der Ego-State des Verstorbenen diesen Brief schreiben würde. Ebenso kann die Anregung gegeben werden, den Entwicklungsweg des Kind-Ego-States als Timeline zu malen oder am Computer als Grafik zu gestalten.

8.6 Lösung der akuten Thematik oder Symptomatik der Klientin

Ich habe immer wieder dargestellt, wie die einzelnen Prozessschritte der nachholenden Trauer- und Beziehungsarbeit im Blick auf die Transformation und Lösung der Symptomatik der Klientin zu utilisieren sind. In aller Regel stellen sich während des Prozesses deutliche Veränderungen und Lösungen der eingebrachten Thematik oder Symptomatik ein. Insofern ist der ganze Prozess lösungsorientiert und bedarf nun zum Abschluss nur noch weniger expliziter Schritte:

- *Transformation des Symptoms zum inneren Wächter und Erinnerungsimpuls:* Auch das Symptom wird nicht völlig aufgelöst, sondern bleibt im Hintergrund als Wächter erhalten. Dieser Wächter warnt gegebenenfalls davor, in die alten Muster in der Beziehung zu Trauer und Schmerz einerseits und in die gebundenen Beziehungen zum Ego-State des Verstorbenen andererseits zu gehen. Zugleich ist der transformierte Symptomwächter immer wieder eine liebevolle und deutliche Erinnerung an den Verstorbenen.
- *Dank an das transformierte und Abschied vom transformierten Symptom:* Dem Symptom kann nun aus dem Erwachsenen-Ego-State heraus dafür gedankt werden, dass es auf die zugrunde liegende Trauer- und Beziehungsthematik und damit auf den Verstorbenen aufmerksam gemacht hatte. Dabei muss von

den Therapeuten auch gewürdigt werden, dass das Symptom ein eigenes Leiden verursacht hat. Nun kann das Symptom mit dem Auftrag verabschiedet werden, sich dann zu melden, wenn dies nötig ist. Dies kann wieder imaginativ geschehen, indem der Klient aus seinem Erwachsenen-Ego-State heraus das Symptom zusammen mit dem Kind-Ego-State als Symbol oder Gestalt imaginiert, um es nach dem Dank dann von der inneren Bühne seiner Person zu verabschieden.

- *Explizite Installation des nun erreichten Lösungszustandes:* Der Klient wird eingeladen, den erreichten Zustand des eigenen Wohlbefindens und der Freiheit in der Beziehungs- und Lebensgestaltung körperlich zu spüren und dazu ein Symbol aus dem Unbewussten aufsteigen zu lassen. Dieses Symbol wird ebenfalls im Körper verankert. Der Klient kann das Symbol auch malen oder ein entsprechendes Bild im Internet dazu finden, um dann dieses Bild als Erinnerungsanker an eine exponierte Stelle in der Wohnung zu platzieren.
- *Vorfall- und Rückfallprophylaxe:* Hypnosystemisch gesehen, sind Rückfälle in die Symptomatik keine Misserfolge, vielmehr werden sie als Vorfälle gesehen, aus denen man etwas für die Zukunft lernen kann. Sie sind Aufforderungen des Unbewussten, dass an der bisherigen Thematik noch etwas nachgearbeitet werden sollte. Freilich gibt es auch Vorfälle, also äußere Auslöser, die noch einmal in die alte Thematik führen können. Hier bei unserer Thematik werden es unausweichliche weitere Verluste sein, die den Verlust in der Kindheit und Jugendzeit reaktualisieren können. Hier wird zunächst mit dem Erwachsenen-Ego-State des Klienten besprochen, wie er mit einer erneuten Verlustsituation umgehen und wie er für die dann reaktualisierten Kind-Ego-States sorgen will. Der Kind-Ego-State wird befragt, was er sich in solch einer möglichen zukünftigen Verlustsituation vom Erwachsenen-Ego-State wünscht.

Mit diesem letzten Schritt ist die hypnosystemische nachholende Trauer- und Beziehungsarbeit abgeschlossen. War die Bearbeitung eines frühen Verlustes der einzige Auftrag in einer Beratung oder Therapie, kann diese abgeschlossen werden; war die nachholende Trauer- und Beziehungsarbeit Teil eines größer angelegten Therapieprozesses, werden nun die anderen an der beklagten Thematik oder am Symptom beteiligten Themen der Klienten in den Blick genommen.

Nachwort

> *»Der Kummer um meinen Vater blieb meine verwüstbare Hoffnung, meine bedrohte Liebe.«*
> Biermann (2016, S. 7)

Wenn aus dem Schmerz und der Trauer eines frühen Verlustes wie bei dem Liedermacher und Sänger Wolf Biermann eine – freilich verletzliche – und eine – freilich bedrohte – Liebe werden kann, dann können wir von einem gelungenen Trauer- und Beziehungsprozess sprechen. Nur wenigen Menschen ist es vergönnt, wie Wolf Biermann aus einem frühen Verlust Verse und Lieder entstehen zu lassen. Lieder, die zur Ermutigung für andere werden können. So trägt eines der bekanntesten Lieder von Wolf Biermann den Titel »Ermutigung« und beginnt mit der Liedzeile: »Du, lass dich nicht verhärten, in dieser harten Zeit.«

Jeder Mensch geht mit einem frühen Verlust in Kindheit und Jugendzeit anders um. Viele Menschen brauchen dafür auch noch später Unterstützung und Begleitung. Dafür habe ich dieses Buch geschrieben. Es soll zur Ermutigung für die Betroffenen und ihre Begleiter und Begleiterinnen werden.

Roland Kachler

Literatur

Bauer, J. (2005): Warum ich fühle, was Du fühlst: Intuitive Kommunikation und das Geheimnis der Spiegelneurone. Hamburg (Hoffmann und Campe).

Bednarz, A. (2003): Den Tod überleben. Deuten und Handeln im Hinblick auf das Sterben eines Anderen. Wiesbaden (Westdeutscher Verlag).

Bednarz, A. (2005): Mit den Toten leben. Über Selbst-Sein und das Sterben eines Anderen. *Familiendynamik* 30 (1): 4–22.

Biermann, W. (2016): Warte nicht auf bessre Zeiten! Die Autobiografie. Berlin (Propyläen), 4. Aufl.

Botkin, A. L. u. R. C. Hogan (2009): Zwischen Trauer und Versöhnung: IADC [Induced After-Death Communication]: Therapeutische Kommunikation mit Verstorbenen – Heilung von Schuld und Trauma. Freiburg im Br. (VAK).

Bowlby, J. (1983): Verlust, Trauer und Depression. Frankfurt a. M. (Fischer).

Brisch, K.-H. (2009): Bindungsstörungen. Von der Bindungstheorie zur Therapie. Stuttgart (Klett-Cotta), 9. Aufl.

Ennulat, G. (2015): Kinder trauern anders. Freiburg im Br. (Herder), 15. Aufl.

Erickson, M. H. u. E. L. Rossi (2016): Hypnotherapie: Aufbau – Beispiele – Forschungen. Stuttgart (Leben lernen), 12. Aufl.

Field, N. P. a. C. Filanosky (2009): Continuing bonds, risk factors for complicated grief, and adjustment to bereavement. *Death Studies* 34: 1–29.

Fonagy, P. u. G. Gergely (2015): Affektregulierung, Mentalisierung und die Entwicklung des Selbst. Stuttgart (Klett-Cotta), 5. Aufl.

Franz, M. (2008): Tabuthema Trauerarbeit: Kinder begleiten bei Abschied, Verlust und Tod. München (Don Bosco), 8. Aufl.

Freud, S. (1917): Trauer und Melancholie. (Gesammelte Werke X.) Frankfurt a. M. (Fischer).

Fritzsche, K. (2013); Praxis der Ego-State-Therapie. Heidelberg (Carl-Auer), 2. Aufl. 2014.

Fritzsche, K. u. W. Hartmann (2010): Einführung in die Ego-State-Therapie. Heidelberg (Carl-Auer), 3., überarb. Aufl. 2016.

Hennig, G. u. G. Pelz (2002): Transaktionsanalyse: Lehrbuch für Therapie und Beratung. Paderborn (Junfermann).

Kachler, R. (2010): Für immer in meiner Liebe: Das Erinnerungsbuch für Trauernde. Ostfildern (Schwabenverlag).

Kachler R. (2011): Was bei Trauer guttut. Hilfen für schwere Stunden. Stuttgart (Kreuz), 2. Aufl.

Kachler, R. (2007): Damit aus meiner Trauer Liebe wird. Neue Wege in der Trauerarbeit. Stuttgart (Kreuz).

Kachler, R. (2009): Meine Trauer geht – und du bleibst. Wie der Trauerweg beendet werden kann. Stuttgart (Kreuz).
Kachler, R. (2012): Meine Trauer wird dich finden. Ein neuer Ansatz in der Trauerarbeit. Stuttgart (Kreuz), 13. Aufl.
Kachler, R. (2014): In meinen Träumen finde ich dich: Wie Träume in der Trauer helfen. Stuttgart (Kreuz).
Kachler, R. (2017): Hypnosystemische Trauerbegleitung. Ein Leitfaden für die Praxis. Heidelberg (Carl-Auer), 4. Aufl.
Kachler, R. (2017): Wie ist das mit … der Trauer? Ein Kinderbuch zur Trauer. Stuttgart (Gabriel Thienemann).
Kachler, R. u. C. Majer-Kachler (2013): Gemeinsam trauern – gemeinsam weiter lieben. Das Paarbuch für trauernde Eltern. Stuttgart (Kreuz).
Kast, V. (1977): Trauern. Phasen und Chancen des psychischen Prozesses. Stuttgart (Kreuz).
Kernberg, O. F. (1981): Objektbeziehungen und Praxis der Psychoanalyse. Stuttgart (Klett-Cotta).
Klass, D. , P. R. Silverman u. S. L. Nickman (eds.) (1996): Continuing bonds: New understandings of grief. Bristol (Taylor & Francis).
Köster, R. u. M. Schmucker (2016): IRRT zur Behandlung anhaltender Trauer: Imagery Rescripting & Reprocessing Therapy in der Praxis. Stuttgart (Klett-Cotta).
Luecken, L. J. (2008): Long-term consequences of parental death in childhood: Psychological and physiological manifestations. In: M. S. Stroebe, R. O. Hansson, H. Schut a. W. Stroebe (eds.): Handbook of bereavement research and practice. Advances in theory and intervention. Washington, D. C. (American Psychological Association), pp. 397–416.
Ortheil, H.-J. (2009): Die Erfindung des Lebens. [Roman.] München (Luchterhand).
Packman, W., H. Horsley, B. Davies a. R. Kramer (2006): Sibling bereavement and continuing bonds. *Death Studies* 30: 817–841.
Parkes, C. M. (1972): Bereavement: Studies of grief in adult life. London (Tavistock).
Peichl, J. (2007a): Die inneren Trauma-Landschaften. Borderline. Ego-State. Täter-Introjekt. Stuttgart (Schattauer).
Peichl, J. (2007b): Innere Kinder, Täter, Helfer & Co. Ego-State-Therapie des traumatisierten Selbst. Stuttgart (Klett-Cotta).
Peichl, J. (2016): Narzisstische Verletzungen der Seele heilen: Das Zusammenspiel der inneren Selbstanteile. Stuttgart (Klett-Cotta), 2. Aufl.
Plieth, M. (2013): Tote essen auch Nutella … Die tröstende Kraft kindlicher Todesvorstellungen. Freiburg im Br. (Herder).
Rechenberg-Winter, P. u. E. Fischinger (2010): Kursbuch systemische Trauerbegleitung. Göttingen (Vandenoeck & Ruprecht), 2. Aufl.
Reddemann, L. (2017): Psychodynamisch Imaginative Traumatherapie. PITT – das Manual. Ein resilienzorientierter Ansatz in der Psychotraumatologie. Stuttgart (Klett-Cotta), 9. Aufl.

Revenstorf, D. (2017): Hypnotherapie und Hypnose. Tübingen (Psychotherapie).

Revenstorf, D. u. B. Peter (Hrsg.) (2015): Hypnose in Psychotherapie, Psychosomatik und Medizin: Manual für die Praxis. Heidelberg (Springer), 3. Aufl.

Röseberg, F. u. M. Müller (Hrsg.) (2014): Handbuch Kindertrauer. Die Begleitung von Kindern, Jugendlichen und ihren Familien. Göttingen (Vandenhoeck & Ruprecht).

Schmidt, G. (2004): Liebesaffären zwischen Problem und Lösung. Hypnosystemisches Arbeiten in schwierigen Kontexten. Heidelberg (Carl-Auer), 7. Aufl 2017.

Schmidt, G. (2005): Einführung in die hypnosystemische Therapie und Beratung. Heidelberg (Carl-Auer), 7. Aufl. 2016.

Schwartz, R. (1997): Systemische Therapie mit der inneren Familie. Stuttgart (Pfeiffer bei Klett-Cotta).

Schulz von Thun, F. (1999): Miteinander reden 3. Das »innere Team« und situationsgerechte Kommunikation. Reinbek bei Hamburg (Rowohlt).

Silverman, P. R. a. S. L. Nickman (1996): Children's construction of their dead parents. In: D. Klass et al. (eds.): Continuing bonds: New understandings of grief. Bristol (Taylor & Francis), pp. 73–86.

Shapiro, F. (1999): EMDR. Grundlagen und Praxis: Handbuch zur Behandlung traumatisierter Menschen. Paderborn (Junfermann), 2. Aufl.

Stokes, J. (2014): Resilienz und trauernde Kinder. Wie wir Kinder dabei unterstützen, nach dem Tod eines Elternteils eine resiliente Grundhaltung zu entwickeln. In: F. Röseberg u. M. Müller(Hrsg.): Handbuch Kindertrauer. Die Begleitung von Kindern, Jugendlichen und ihren Familien. Göttingen (Vandenhoeck & Ruprecht).

Watkins, J. G. u. H. H. Watkins (2003): Ego-States. Theorie und Therapie. Ein Handbuch. Heidelberg (Carl-Auer), 3., unveränd. Aufl. 2012.

Wood, L., V. Byram, A. S. Gosling a. J. Stokes (2010): Continuing bonds after suicide bereavement in childhood. *Death Studies* 36 (10): 873–898.

Young, J. E. u. J. S. Klosko (2005): Schematherapie: Ein praxisorientiertes Handbuch. Paderborn (Junfermann), 2. Aufl.

Über den Autor

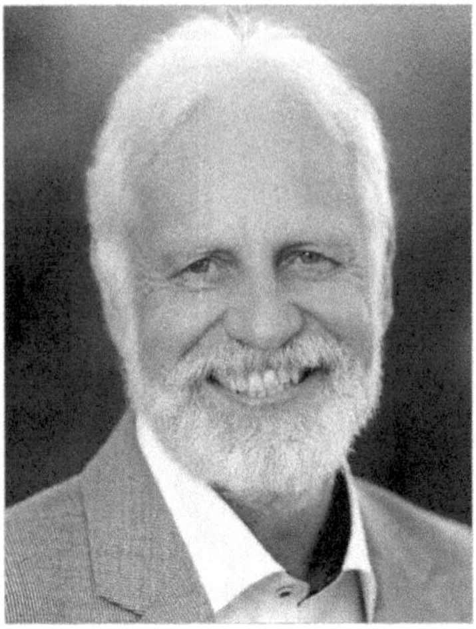

Roland Kachler, Diplom-Psychologe und Psychologischer Psychotherapeut, Klinischer Transaktionsanalytiker, Supervisor (EZI), Systemischer Paar- und Sexualtherapeut; Fortbildungen u. a. in Hypnotherapie (MEG), Ego-State-Therapie, EMDR, Traumatherapie (PITT); leitete von 1990 bis 2013 eine Psychologische Beratungsstelle in Esslingen; Mitarbeit bei der Landesstelle der Psychologischen Beratungsstellen Stuttgart; eigene psychotherapeutische Praxis.

Schwerpunkte: Psychotherapie, Paar- und Sexualtherapie, Trauerbegleitung und Trauertherapie; Vorträge und Workshops zu psychologischen Themen wie Trauer, Partnerschaft, Familie und Erziehung.

Kontakt: *www.kachler-roland.de*

Roland Kachler

Hypnosystemische Trauerbegleitung

Ein Leitfaden für die Praxis

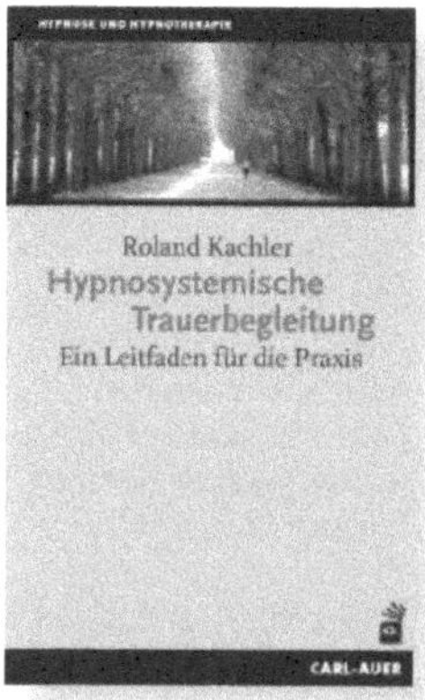

244 Seiten, Kt, 4. Aufl. 2017
ISBN 978-3-89670-742-0

Neuere Untersuchungen zeigen, dass der Trauerprozess ein zirkulärer, selbstbezüglicher und dynamischer Selbstorganisationsprozess ist. Besonders bei schweren Verlusten wie Suizid, Tod eines Kindes, unerwarteter Verlust des Partners, traumatische Todesumstände. Die Trauernden pendeln ständig zwischen zwei Zuständen: zwischen der Realisation, dass der Verstorbene nicht wiederkommt, und dem Versuch, eine neue, innere Beziehung zum Verstorbenen zu gestalten. Trauerarbeit ist also im Grunde kreative Beziehungsarbeit.

Roland Kachler stellt in seinem Buch „Hypnosystemische Trauerbegleitung – Ein Leitfaden für die Praxis“ die systemischen, hypnotherapeutischen und hypnosystemischen Hintergründe dieses neuen Traueransatzes zum ersten Mal dar. Dabei integriert er aktuelle Ergebnisse der Hirnforschung und Neurobiologie. Das Buch führt professionelle Trauerbegleiter Schritt für Schritt durch den Trauerprozess.

Die in dem Band vorgestellten Interventionen lassen sich unmittelbar für die Arbeit in der Trauerbegleitung nutzen. Ergänzende Beispiele für „Hausaufgaben“ und Warnhinweise für die besondere Arbeit mit Trauernden befähigen, den Trauerprozess zu unterstützen.

Carl-Auer Verlag • www.carl-auer.de

Roddy Doyle

Ganz die Mutter

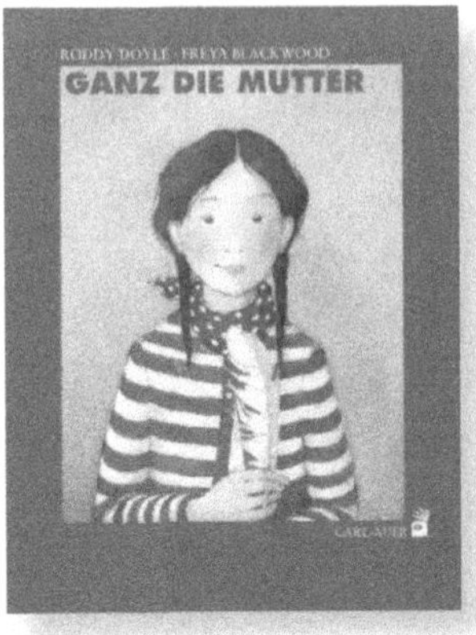

Mit Illustrationen
von Freya Blackwood

Aus dem Englischen
übersetzt und mit einem
Nachwort versehen von
Christel Rech-Simon

39 Seiten, Gb, 21 x 29 cm, 2014
ISBN 978-3-8497-0029-4

Hanna ist noch sehr klein, als ihre Mutter stirbt. Sie lebt jetzt allein mit ihrem Vater, der den Verlust nicht verschmerzt, erstarrt und ihr deshalb nicht helfen kann, die Trauer um die Mutter zu bewältigen. Trotzdem entwickelt sich Hanna zu einem „gut funktionierenden" und scheinbar fröhlichen Mädchen. In ihrem Inneren aber sieht es ganz anders aus: Sie ist oft traurig und sie leidet darunter, dass sie sich nicht an das Gesicht ihrer Mutter erinnern kann.

Doch eine weise Frau zeigt ihr, wie sie die Erinnerung wiedergewinnen, die Traurigkeit zulassen und die Verbindung zur Mutter für sich und den Vater wieder herstellen kann.

Das Buch demonstriert die Phasen des Trauerprozesses, die notwendig sind, um die Persönlichkeit wachsen und reifen zu lassen. Und Hannas Geschichte eröffnet auch anderen Trauernden (Kindern wie Erwachsenen) einen Weg, diesen Prozess nachzuerleben. Es ist nie zu spät ...

Das Buch ist auch auf Italienisch, Portugiesisch (Brasilien), Japanisch und Koreanisch erschienen.

Carl-Auer Verlag • www.carl-auer.de

Gunther Schmidt

Einführung in die hypnosystemische Therapie und Beratung

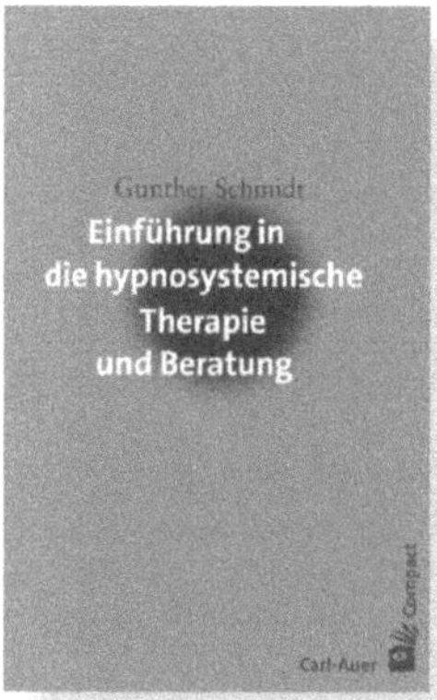

128 Seiten, Kt, 7. Aufl. 2016
ISBN 978-3-89670-470-2

Der hypnosystemische Ansatz vereinigt Konzepte des systemischen Denkens und der Hypnotherapie nach Milton H. Erickson. Im Zentrum steht die Orientierung auf Kompetenzen, Ressourcen und Lösungen. Der Vorzug gegenüber anderen Verfahren besteht vor allem darin, dass sich Therapie bzw. Beratung flexibler und wirksamer auf den jeweiligen Klienten bzw. das Klientensystem ausrichten lässt. Hypnosystemische Interventionen erlauben umgehende und dabei nachhaltige Veränderungen auch bei Problemen, die als hartnäckig oder chronifiziert gelten. Sie sind damit eine echte Alternative zu zeit- und kostenintensiveren Methoden.

Gunther Schmidt, der Begründer dieser Therapierichtung, stellt in dieser Einführung kompakt, übersichtlich und dabei detailliert die Grundlagen, Besonderheiten und Anwendungsbereiche der hypnosystemischen Therapie und Beratung dar. Nicht zuletzt durch die Beispiele aus der Praxis eröffnet das Buch Psychotherapeuten und Organisationsberatern, aber auch anderen Berufsgruppen neue, effektivere und ökonomischere Handlungsmöglichkeiten.

Carl-Auer Verlag • www.carl-auer.de